AF500841

DOCUMENTS

RELATIFS A LA MÉTHODE ÉCLECTIQUE

EMPLOYÉE CONTRE

LA DYSENTÉRIE.

IMPRIMERIE D'HIPPOLYTE TILLIARD,
RUE SAINT-HYACINTHE-SAINT-MICHEL, n° 30.

DOCUMENTS

RELATIFS A LA MÉTHODE ÉCLECTIQUE

EMPLOYÉE CONTRE

LA DYSENTERIE;

PAR A. SÉGOND,

D. M. P., Chevalier de Légion-d'Honneur, Membre correspondant de l'Académie royale de Médecine, Chef du Service de santé à la Guiane française.

Éclectique par nécessité, comme l'est tout médecin près du lit des malades, je me suis efforcé de ne tenir compte des divers systèmes que pour les discuter en présence de chaque fait considéré dans son individualité; j'ai cherché ainsi à assigner à chaque fait la valeur scientifique et pratique . . . . .

(ANDRAL, *Clinique médicale*, 2e édit., Avant-propos, page vj.)

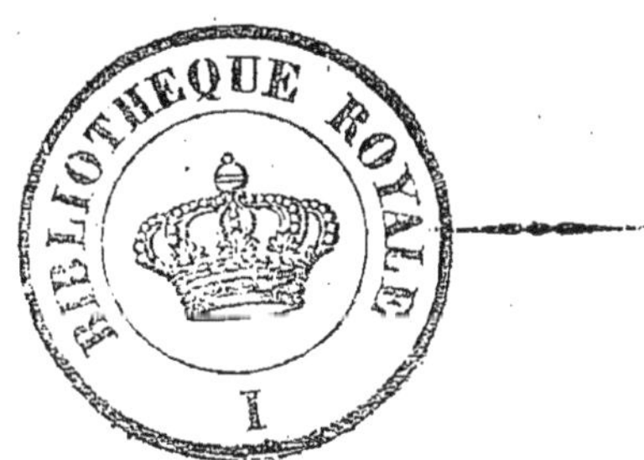

A PARIS,

CHEZ J. B. BAILLIÈRE,

LIBRAIRE DE L'ACADÉMIE ROYALE DE MÉDECINE,

RUE DE L'ÉCOLE-DE-MÉDECINE, N° 13 BIS;

A LONDRES, MÊME MAISON, 219, REGENT STREET.

1836.

AVANT-PROPOS.

Ce n'est point une œuvre travaillée et suivie, que je viens offrir ici, ce sont tout simplement des articles déja publiés ou encore manuscrits, extraits des comptes-rendus de mon hôpital.

La dysenterie étant pour nous, médecins de la marine, une question de haut intérêt, un problème de tous les instants, j'ai pensé qu'on me saurait quelque gré de produire les documents que j'ai recueillis sur cette terrible maladie, fléau permanent des régions inter-tropicales !

J'ai voulu qu'on vît comment j'étais arrivé à une croyance quelque peu dissidente de celle dans laquelle m'avait bercé l'éclat de la médecine physiologique. Je n'ai donc pas dû voiler, par l'*homogénéité* (1) de mon travail, les oscillations que j'ai éprouvées avant d'en venir à une position qui ne saurait maintenant de beaucoup changer, à une attitude, que je crois désormais assez fixe.

(1) Dans chacun des Mémoires déjà publiés figurent quelques notes que je n'ai ajoutées qu'après coup, et seulement à l'instant de cette publication.

Cette dernière proposition, peut *ici* sembler étrange ; plusieurs avanceront, sans doute, que l'éclectisme en lui-même ne comporte pas cette manière d'être ; en un mot, qu'il ne peut y avoir rien d'uniforme et de définitivement arrêté dans la conduite d'un praticien qui se tient en dehors de toute croyance, de toute opinion rigoureusement formulée. Tel n'est pas, je m'empresse de le dire, le vague dans lequel je me complais en matière de doctrine; non, je ne saurais m'inscrire *absolument* contre l'esprit de théorisation, esprit éminemment progressif, et j'y adhère comme à un principe sans lequel il ne peut y avoir de philosophie médicale, sans lequel l'éclectisme lui-même resterait stationnaire ou cesserait d'exister. Mais le cas que je fais d'une théorie en particulier ne m'inspire pas un superbe dédain pour tout ce qui s'en éloigne ou en diffère ; et alors que mon semblable me redemande la santé, qu'il a perdue, j'oublie mon dogme de prédilection, si le problème qui se présente, est par lui, d'une solution plus douteuse et plus difficile ; qu'en usant d'une formule opposée.

En vain, l'homme qui crée un *système*, fulminera contre ceux qui n'adoptent pas servilement toutes ses idées, et savent y faire un *choix*, en vain, il lancera anathème contre les *manœuvres* de la *mosaïque* médicale, ce grand œuvre, toujours conduit avec une *instinctive* persévérance, s'offrira un jour, comme le plus bel et le plus précieux édifice, qu'ait jamais élevé l'esprit humain.

Quel étonnement n'éprouve-t-on pas à voir des hommes, qui, dans leur pratique et même dans leurs ouvrages, font appel à toutes les théories, demandent à toutes les doctrines, s'inscrire ensuite contre l'éclectisme ! Quoi ! dans vos investigations, dans vos nobles élans de progrès, vous faites intervenir, d'une manière successive ou simultanée, la *chimie vivante* et les *forces physiques*, les lésions de *tissu*, de *fluide* et de *vitalité pure*; puis vous prétendez avoir horreur du *mélange*; pas plus, Messieurs, que la nature n'a horreur du vide.

Heureusement qu'à côté de l'homme fort et éminemment supérieur, qui, tout récemment, encore vient d'user de sa verve puissante et persuasive, pour bannir l' éclectisme, en figure un autre, non moins célèbre, et aussi capable de *généraliser*, qui, lui, admet l'éclectisme comme une loi que la conscience formule à chaque pas qu'on fait vers un malade.

Après cela, qu'on attaque le *mot* en lui-même, qu'on le raye, si l'on veut du dictionnaire; mais qu'on sache, que tout le talent dont on est doué, que cette noble et généreuse ardeur, qu'avec *tant de succès*, on fait partager à ses nombreux élèves, ne suffiront pas à l'anéantissement de la *chose*.

En médecine, rien n'a été, n'est et ne sera jamais plus vivace que cet esprit d'épuration et d'analyse, qui resterait sans application, si de nouvelles doctrines ne surgissaient incessamment.

Qu'on le sache donc une fois pour toutes : l'éclectisme est un creuset que les plus forts coups de feu de l'esprit théorique ne sauraient faire éclater.

Après avoir tenté de soutenir et de justifier le titre de ce mémoire, revenons à la matière qui en fait le sujet.

Je commence par dire, que je ne viens point bannir le traitement anti-phlogistique ; et que, s'il fallait m'en passer entièrement dans la dysenterie, je renoncerais à traiter cette maladie, mais à côté de cette source si vraie, de succès, subordonnés à des circonstances que je tâcherai de spécifier, se trouve encore un abîme qu'on ne peut combler qu'avec des matériaux pris ailleurs. C'est sur cette pensée, suffisamment élaborée, que repose ce travail, que je ne me suis point attaché à orner de cette pureté de style, dont le soin m'eût coûté un temps précieux.

Engagé, comme malgré moi et tout-à-fait à mon insu, dans une question qui ne peut manquer de prendre la forme polémique, je me suis trouvé, à la vue de documents expédiés au ministre par mes confrères des autres colonies, dans la nécessité d'entrer, sinon en champ-clos, du moins dans un débat où les esprits ne peuvent manquer de s'échauffer, puisse-t-il en résulter un bienfait pour les hommes dont la santé nous est confiée !

On peut croire qu'il a été pénible, non pour mon amour-propre, mais pour la *conviction profonde*, qui m'a *imposé* ce travail, de lire dans un des derniers rapports : « Les pilules du docteur « Ségond, loin de produire quelque bienfait, ont « très souvent déterminé des accidents qui nous « ont forcés à y renoncer . . . »

Heureusement qu'il n'en a pas été ainsi sur tous les points, et que là où la prévention ne s'est pas rencontrée, où un juste esprit d'analyse s'est au contraire laissé voir, les résultats sont de nature à donner un *puissant intérêt* au traitement *mixte*, que je viens proposer.

Je dois le dire : je n'accepterai le jugement négatif de mes honorables confrères, que sur des *observations particulières*, seuls documents d'après lesquels on puisse me convaincre et me condamner ; en même temps que je pourrai moi-même y rencontrer les éléments d'une critique à la fois justificative et victorieuse.

Ce n'est point comme inventeur que je me donne ici, il n'y a rien de nouveau dans ce que je propose, que la manière d'en faire usage. Aux Anglais, je n'ai cessé de faire honneur de la formule que je m'efforce d'acclimater *dans nos colonies*. C'est chez eux, à Déméraray, que je fus puiser une conviction nouvelle, un *modus faciendi*, qu'une heureuse pratique m'a fait *enfin* adopter, malgré la prévention vive et opiniâtre que j'ai commencé par lui opposer.

L'idée que je veux faire de ceci une question d'intérêt personnel irritera, je le sais, bien des esprits, et, déjà la petite histoire qui s'y rattache ne m'a que trop ramené à cet adage que : plus une vérité est importante, plus on s'attache à lui donner la forme d'un coin, qu'on ne veut faire entrer que par sa grosse extrémité.

Frappé des premiers résultats que j'avais ob-

temps, M. l'Inspecteur du service de santé, voulut bien en instruire les médecins dirigeant nos hôpitaux coloniaux (1); mais, ne possédant pas alors toutes les pièces qui pouvaient donner du développement et plus de lucidité à ma méthode; celle-ci a été reçue par quelques-uns avec la pensée que j'en voulais faire un mode absolu, et que je l'offrais sous l'aspect révoltant de la *spécificité*.

Force m'est donc de me justifier à cet égard, et de prouver que les moyens que je propose, et dont tous mes collègues de la Guiane ont retiré de si grands avantages, ne sauraient représenter une conception étroite et d'une utilité par trop secondaire.

Fournir des *pièces de conviction*, exposer des résultats statistiques, dont on ne saurait suspecter l'exactitude et la véracité, tel est le but que je me propose, et non celui de faire qu'on s'occupe de moi.

---

(1) Qu'il daigne recevoir ici mes profonds remerciements pour un acte de sollicitude dont, sans être l'objet, je ne puis cependant m'isoler au point de n'en éprouver aucune gratitude.

Qu'on veuille bien se rappeler, en lisant ce mémoire, qu'il a été écrit en une telle hâte, que je n'ai pu en soigner la rédaction ; je veux parler de tout ce qui n'est pas textuellement extrait de mes rapports semestriels, rédigés eux-mêmes sans l'intention arrêtée de leur faire voir le jour.

DOCUMENS

RELATIFS A LA MÉTHODE ÉCLECTIQUE

EMPLOYÉE CONTRE LA DYSENTERIE.

EXTRAIT

D'UN RAPPORT SUR LES MALADIES DE CAYENNE (1).

(3e trimestre, 1833).

Tout n'était pas caprice et futilité dans les divisions scholastiques établies par les anciens au sujet de certaines maladies; c'est ainsi que dans la dysenterie nous nous croyons obligés de reconnaître des formes *sanguine*, *séreuse*, *bilieuse*, etc. Quels que soient les succès du traitement antiphlogistique, force nous est de reconnaître son insuffisance contre les formes de dysenterie que, dans le pays, on appelle *flux bilieux*. Au début de notre pratique, nous ne faisions attention aux déjections que pour en apprécier le nombre et l'abondance, faisant peu de cas de leur nature spéciale; cependant en recherchant les particularités qui, dans certaines circonstances, s'opposent au succès, nous nous aperçumes que,

(1) *Journal hebdomadaire*, 1er vol. 1835.

lorsque les déjections alvines étaient entièrement bilieuses, nos moyens ordinaires restaient presque toujours impuissants, et nous en vînmes à faire des vœux pour que la matière médicale trouvât des moyens propres à diminuer telle ou telle sécrétion, comme elle en possède pour les activer. Ne voir dans ce débordement de bile corrosive qu'un appel fait au foie par le colon enflammé, c'est encore méconnaître ce que nous appelons le génie des maladies; dire qu'il y a alors hépatocolite, ne nous satisfait pas entièrement (1). Cette opinion nous la basons sur certains succès avérés de l'empirisme. En effet, beaucoup de capitaines ayant fait la traite, nous jurent sur l'honneur avoir arrêté des épidémies entières de flux bilieux, par l'administration d'un mélange d'huile d'olive et de sel de Glauber. Les résultats mieux connus qu'on retire de l'ipécacuanha administré à la Brésilienne est un fait analogue qui milite encore en faveur de cette observation.

Cependant, malgré la conviction que nous avons acquise aujourd'hui de l'insuffisance des sangsues placées à l'hypocondre droit, en ceinture et à l'anus, des vésicatoires multipliés, de l'opium extrêmement dilué, soit qu'on donne la

(1) Je me suis depuis lors sensiblement rapproché de cette manière de voir; dans la suite de ce mémoire on s'apercevra d'autres conversions encore. — « L'homme absurde est celui qui ne change jamais, » (Barthélemy).

préférence à l'extrait gommeux ou à la morphine, des pommades opiacées, des lavements mucilagineux, anodins et amylacés, des boissons prises chaudes, des fomentations émolientes, etc., nous n'osons pas nous fier à d'autres agents thérapeutiques, tant nous sommes esclaves des principes de la médecine rationnelle (1) !

Nous terminerons ce que nous avions à dire de la dysenterie bilieuse en mentionnant que la saignée générale, faite dans le but de diminuer la fonction sécrétoire du foie et de combattre la phlegmasie de cet organe, s'il faut en admettre la coïncidence avec celle du colon, n'a eu pour résultat que de hâter l'affaiblissement des malades ; les sangsues couvrant les régions qu'occupe l'énorme glande abdominale, les vésicatoires appliqués aux lombes et à l'hypocondre droit, n'ont amené aucun changement favorable dans la situation des sujets.

Quant aux autres formes de l'inflammation du colon, nous en triomphons d'une manière remarquable. Nous reviendrons sur ce sujet.

---

(1) Nous verrons, dans un prochain article, que, depuis cette époque, M. Segond s'est considérablement enhardi dans la voie de l'empirisme.

CONSIDÉRATIONS PRATIQUES

SUR LA NATURE ET LE TRAITEMENT

DE LA DYSENTERIE (1).

Soixante-quatorze cas d'inflammation du colon se sont présentés dans le cours du premier semestre 1834, à l'hôpital de Cayenne, proportion qui excède d'un tiers environ celle qui se rattache à la fréquence de cette maladie, même pendant la saison où l'endémie du pays se fait le plus fortement sentir. Mais si le nombre des malades s'est montré si élevé, la mortalité a peu dépassé le rapport proportionnel déjà observé. De ces soixante-quatorze cas de colite, quinze figurent sous le nom de diarrhée, bien qu'il soit à présumer que, sans l'activité du traitement, la plupart se fussent transformés en dysenterie; car, s'il n'existe pas un mur d'airain entre la bronchite et la pneumonie, la nuance est encore moins tranchée entre la colite diarrhéique et celle appelée dysenterie.

Je ne dirai qu'un mot sur l'étiologie. Il est certain que la colite serait de beaucoup moins fréquente parmi les troupes coloniales, si celles-ci

(1) *Journal hebdomadaire*, 1er vol. 1835.

n'étaient soumises à un régime qui se compose, en grande partie, de viandes salées; et si, parlant un peu moins d'hygiène pour y sacrifier davantage, on avisait au moyen de faire laver les soldats, soit à la mer, avec les précautions voulues, soit dans une eau tiédie au soleil, ou enfin, ce qui serait beaucoup mieux encore, dans un bain à 26c de température.

Dans le nombre des dysenteries observées, plusieurs ont revêtu la forme bilieuse, s'accompagnant d'un appareil fébrile bien plus prononcé que dans la colite mucoso-sanguinolente, et réalisant ainsi cette nuance, que les auteurs ont appelée *dysenterie compliquée de fièvre bilieuse*. Le commencement et la fin de l'hyvernage ont été les époques marquantes pour cette espèce de colite, et cela sans doute parce que la constitution atmosphérique participait alors de causes dont les unes agissent fortement sur l'appareil gastro-hépatique, dont les autres se font sentir sur le colon.

La dysenterie bilieuse, avant toute autre forme de cette maladie, est celle qui, ce me semble, a le plus contribué à établir la division qui existe encore aujourd'hui entre les auteurs et entre les praticiens(1). De tout temps, les phénomènes mor-

(1) L'histoire tout entière de la dysenterie prouve qu'avec une même méthode de traitement on ne saurait remplir les indications délicates et variées que présente cette maladie.

bides produits par la bile ont éveillé l'attention des médecins, comme plus que tous les autres, peut-être, ils ont frappé l'imagination du vulgaire. De là est résulté l'usage des moyens propres à modifier cette secrétion, comme indication absolue. Le mal qui en est résulté exaltant l'opinion des médecins contraires à cette pratique, a porté ceux-ci au-delà des bornes, et s'il y à erreur à ne s'occuper que du fluide hépatique, il y a exclusisme à ne vouloir en tenir aucun compte.

Il me serait peut-être facile de prouver qu'après Boerhaave, Zimmermann, Stoll, les médecins qui ont le plus vanté les moyens évacuants dans le traitement de la dysenterie, avaient observé dans les pays chauds, là où la fonction du foie prédomine au point d'y rendre presque général le tempérament bilieux. Sous des cieux brûlants, la prédisposition morbide gastro-hépatique est tellement prononcée, que toute affection abdominale en reçoit une influence marquée, si ce n'est même la forme et le cachet le plus saillant. Cette vérité reconnue, il faut admettre que, sous les tropiques, l'inflammation du colon est fréquemment compliquée, si ce n'est d'hépatite, du moins d'un état d'orgasme du foie, presque toujours accompagné d'un appareil fébrile. Cette abondance du fluide biliaire dans les pays chauds, et l'influence si marquée du foie sur l'ensemble des fonctions abdominales, m'avaient déjà frappé avant mon voyage à Démérary. Lorsque j'arrivai dans cette colonie anglo-guianaise, j'inclinais donc, sinon vers l'humorisme, du moins vers l'opinion que l'exaltation fonctionnelle peut de beaucoup surpasser l'altération morbide des tissus; car, pour ce qui nous occupe, j'admets plutôt l'orgasme du foie que sa phlegmasie proprement dite : celle-ci est assez rare (1). Le fluide stimulant sécrété par l'énorme glande abdominale, ne peut, selon moi, se trouver en excès dans les premières voies sans ajouter sensiblement à l'irritation de la muqueuse digestive, ce qui mène à l'indication assez rationnelle d'en régulariser la sécrétion. J'ai trouvé nos confrères de Déméráry si préoccupés de satisfaire à cette indication, qu'il y a identité parfaite dans leur pratique touchant la dysenterie. Tous commencent par administrer l'ipéca à dose vomitive, et, par ce moyen, aidé de l'huile de castor (ricin) et de bains chauds, ils m'ont assuré qu'ils enrayaient une maladie qu'ils regardent comme une *obstruction du foie :* c'est leur expression. Dans les cas où ils jugent le foie très engorgé, et où ils ne méconnaissent pas que la muqueuse gastro-intestinale est *quelque peu irritée par une bile corrosive*, ils usent largement de la saignée. Ces moyens, mis en usage sans changement favorable dans les *opérations* (les selles), qui restent bilieuses ou mucoso-

(1) Depuis que j'ai écrit cet article, j'en ai observé des cas beaucoup plus fréquents que par le passé ; sans doute parce qu'à présent j'observe toujours le foie avec une attention minutieuse.

sanguinolentes, ils administrent (en 4 ou 5 fois dans les 24 heures), un mélange de 8 g. d'ipéca, 2 de calomel, et 1/4 de grain d'opium. Par cette médication, *une fois sur* 4 (ce sont eux qui parlent), et cela après 3 ou 4 jours, les *opérations* reviennent à leur état normal. Le ptyalisme s'en suit presque toujours; quand il tire à sa fin, ils terminent la cure par un tonique doux.

Ce traitement, dont le résultat en chiffre figurera dans une note que je transcrirai aussitôt la traduction faite de mes documents, n'est-il pas de nature à nous faire frissonner, nous, adeptes de la médecine physiologique, car la teinte d'éclectisme que, pour mon compte, je laisse ici percer, ne m'éloigne pas de l'autre bannière. La saignée générale, pour une phlegmasie siégeant dans le gros intestin et menant si promptement à une grande faiblesse, peut-elle, dans la plupart des cas, remplacer ces ceintures et paquets de sangsues, sans le secours desquels on n'oserait pas, en France, accepter la responsabilité d'un dysentérique? Cependant, cette médication, que j'appelerai volontiers empirique, les médecins anglais la trouvent on ne peut plus rationnelle; seulement ils ont une manière de raisonner qui n'est pas la nôtre, et voilà tout. Quant à eux, ils sont conséquents avec leurs principes (je ne parle que des médecins de Démérary); ils combattent, non une inflammation proprement dite de l'intestin colon, mais l'obstruction du foie liée à un engorgement *semi-phlegma-*

sique (je ne rends que leur idée) de la muqueuse du gros intestin. Comptent-ils plus de succès que nous? Tout est là. L'empirisme, chose si désespérante pour les esprits dogmatiques, est cependant le fait le plus capital de la thérapeutique; retranchez les grands moyens de succès qui s'y rattachent, bornez-vous à la médecine spéculative, et montrez-nous ensuite vos tables nécrologiques... Cet aveu, si humiliant pour une science dont les bases semblent à jamais établies sur l'anatomie pathologique et une saine physiologie, il faut le faire de temps en temps, car, renoncer à toute découverte non amenée par les formules théoriques, c'est vouloir que la terre ne produise que sous la main du laboureur, tandis que, généreuse au-delà de nos efforts, la nature nous prodigue d'elle-même d'immenses richesses. Je croirais avoir beaucoup fait pour le traitement de la dysenterie, si, m'aidant dans l'expérience que j'acquiers sous une zone propice, de cet éclectisme qui n'est autre chose qu'une méthode d'observation raisonnée, je parvenais à déterminer les cas où il convient d'user de la saignée, des agents propres à ouvrir les premières voies, et de ceux qu'on désigne collectivement sous le nom d'astringents.

La dysenterie étant une maladie éminemment inflammatoire de sa nature, il semble, au premier abord, que la saignée générale soit des mieux indiquées; plus haut, nous avons vu que les Anglais y avaient fréquemment recours. La plupart des auteurs, en conseillant l'ouverture de la veine, se mettent peu en peine de déterminer les cas où elle est spécialement indiquée, et moins encore ceux où il peut y avoir un véritable danger dans son emploi. L'expérience qu'on ne tarde pas à acquérir sur cette maladie, quand on fait un séjour quelque peu prolongé dans les régions équatoriales, apprend à considérer l'indication de la saignée comme difficile à saisir, en même temps qu'elle démontre que la soustraction du sang par la veine peut avoir les résultats les plus fâcheux. Tel praticien qui n'administrerait qu'en tremblant un médicament astringent dans la dysenterie où la diarrhée chronique, n'hésite nullement à débiliter le sujet par la saignée générale au début de la maladie, pourvu que celle-ci présente une certaine intensité; cependant, il peut y avoir plus de danger dans l'emploi intempestif de la phlébotomie à l'invasion, que des astringents dans la période de décours. Je commencerai par déterminer, autant qu'il est en moi, les circonstances où la saignée peut être favorable, reconnaissant que celles où elle est indispensable sont on ne peut plus rares.

En Europe, c'est-à-dire sous une influence où l'économie offre aux causes de destruction une disposition moins grande que sous le ciel tropical, la saignée du bras convient, s'il s'agit d'un individu dans la force de l'âge, d'un tempérament sanguin, doué d'une robuste constitution et devant sa maladie à des circonstances qui lui sont personnelles. Hors de là, c'est-à-dire dans le premier et le dernier âge de la vie, quand il s'agit d'une constitution médiocre et que le mal remonte à une cause endémique ou épidémique, la saignée sera généralement d'un mauvais résultat. Dans les régions tempérées, quand la colite est sporadique, cette maladie s'organise lentement, l'inflammation ne réagit que progressivement sur l'ensemble de l'organisme; le système nerveux, doué d'une force d'inertie opposée aux mouvements sympathiques; ne saurait être tout à coup ébranlé et devenir prédominant par l'affaiblissement du système sanguin. La saignée alors, en modérant l'état phlogistique général, tempère toute l'économie, et agit révulsivement en faveur du colon enflammé. Sous la zone tempérée, la forme adynamique, pernicieuse ou typhoïde ne s'observe que sous l'influence de causes générales, en dehors desquelles l'économie résiste longtemps aux déperditions que lui impose l'état morbide. C'est pour ces raisons, que la saignée, dans ses effets secondaires, n'a pas fixé sérieusement l'attention des praticiens. Cette affection se présente sous tant de nuances, abstraction faite du génie inflammatoire qui la caractérise, que, pour en tenir un compte heureux en thérapeutique, il faut aux praticiens d'Europe, et je comprends ceux qui dirigent de grands hôpitaux, beaucoup d'années pour apprendre à manier, avec connaissance de causes, les nombreux agents employés au traitement de cette maladie.

Je n'avais pas lu l'excellent traité de *Médecine navale* de M. Forget, couronné par l'Institut, et n'avais par conséquent pas connaissance de la judicieuse remarque faite par M. Lefèvre, à Navarin : « *La saignée générale est contre indiquée sous les conditions du typhus* », que j'avais déjà compris et plusieurs fois exprimé à ma clinique, que cette opération doit être rejetée sous une influence endémique intense, et dans les cas de ces grandes calamités qui suivent les armées ou pèsent parfois sur les populations en état de siége. Ainsi donc, en Europe même, la dysenterie épidémique repousse l'emploi de la saignée, attendu qu'en pareilles circonstances l'économie est déjà trop débilité, et le moral trop affaibli pour que la soustraction subite du sang, dans un point éloigné de l'organe malade, puisse être favorable. J'ai fixé les cas où cette opération pouvait être de quelques secours, et, comme le docteur Forget, je ne lui reconnais pas l'avantage de dispenser des sangsues.

Si, d'après mon opinion, l'indication de la saignée ne s'offre que rarement en Europe, on conçoit combien peu elle doit être fréquente sur le littoral des régions équinoxiales, c'est-à-dire dans des conditions de pertes considérables des divers matériaux de l'économie et d'exaltation extrême de l'appareil sensitif. Moins prévenu que j'étais, à mon arrivée dans les colonies, de cette circonstance qui doit dominer ici la pensé du thérapeutiste, j'ouvrais, à l'imitation de ceux qui m'avaient précédé, assez fréquemment la veine. Les insuccès qui s'ensuivaient, je n'avais garde de les rapporter à cette pratique, et l'endémie du lieu m'avait bientôt, comme mes confrères, consolé de ces revers. Cependant, m'étant livré à l'étude de la topographie médicale du pays, je ne tardai pas à comprendre et à sentir par moi-même combien l'économie se débilitait dans une atmosphère qui comporte le maximum d'humidité et un dégré fort élevé de température. A côté de cette influence dominante, inévitable, figuraient, pour en augmenter l'action, une alimentation peu substantielle et peu variée, en un mot, autant de causes débilitantes pour le physique qu'il en existe pour le moral. Il est peu de constitutions assez robustes pour conserver longtemps, sous la zône torride, les attributs de vigueur qui les fasse résister à la débilitation résultant de la saignée générale faite avec abondance et réitérée. Le fait est patent pour celui qui a observé un grand nombre de fois la dépression prolongée que cause cette opération même aux sujets sains et vigoureux qui y ont recours par précaution, parce qu'ils en ont contracté l'habitude en Europe. J'en ai vu qui se plaignaient, huit et quinze jours après; d'avoir perdu une partie considérable de leurs forces; autant ils m'avaient tourmenté pour que je leur ouvrisse la veine, autant ils me suppliaient de n'y plus revenir; quelle que fût l'intensité de leur maladie à venir. J'ai pu juger par moi même, m'étant, pendant des accès d'hémoptysie, ou pour les prévenir, fait saigner plusieurs fois, de toute la faiblesse qui suit la soustraction du sang par la veine. Cette sensation, qui, pour moi, se prolongeait d'une manière si pénible, je ne l'ai point attribuée à un manque de vigueur, car, sans être chargé d'embonpoint, ma constitution est assez énergique, et, je crois, exempte d'affection pectorale organique. J'ai ailleurs expliqué les causes qui disposent ici à l'hémorragie pulmonaire.

Après le scorbut et la fièvre typhoïde, la dysenterie étant peut-être la maladie qui mine le plus profondément les forces; la saignée du bras ne saurait, dans le traitement de cette maladie être considérée comme un puissant moyen, et pouvant convenir dans la majorité des cas. D'ailleurs, est-il bien physiologique de penser que l'écoulement du sang par la veine puisse exercer une action thérapeutique directe et puissante sur la muqueuse du colon (1)? Mais bien que je re-

(1) S'il convient de saigner, c'est seulement quand la fièvre paraît trop forte pour céder aux sangsues et quand il y a menace de conges-

pousse la saignée générale dans les fièvres entéro-mésentériques et dans la très grande majorité des cas de dysenterie ; je n'hésite nullement à diminuer considérablement et tout à coup la masse sanguine dans les maladies dont le désordre, sinon organique, du moins fonctionnel, est instantané. Exemple, les fièvres pernicieuses, que, pour les désigner par un de leurs attributs essentiels, j'appellerais volontiers *fièvres congestives*.

Je ne m'étendrai point ici sur l'application si rationnelle des sangsues appliquées en grande quantité, dès le début de la dysenterie, sur tout le trajet du colon et en égale proportion à l'anus ; puis sur ce même point, d'une manière en quelque sorte continue, au nombre de deux ou quatre. Ces animaux m'ont procuré tout le succès signalé par les auteurs. Il n'est pas, je crois, de condition soit épidémique ou endémique, soit individuelle ou collective qui contre indique absolument l'emploi de ce moyen par excellence. Le typhus seul, compliquant l'inflammation du colon, peut, selon l'observation de M. Lefèvre, mettre en défaut cette pratique ; encore ici peut-on en tirer parti selon les circonstances. Mais alors peut-être la méthode évacuante peut-elle être suivie de plus de succès.

---

tion ; surtout si la participation du foie à l'état morbide qui nous occupe, paraît vouloir aller jusqu'à un état phlegmasique.

De tous les agents thérapeutiques dirigés contre la dysenterie, les métiques et purgatifs sont, sans aucun doute, ceux dont l'usage exige le plus de sagacité, et dont l'administration intempestive est la plus dangereuse. Ces difficultés, autant que les arguments trop absolus de la doctrine physiologique, ont été cause de l'oubli dans lequel ces médicaments sont tombés relativement à l'inflammation du colon; considérant la dysenterie comme une affection toujours identique, préoccupé du caractère essentiel de cette maladie, *l'inflammation*, on a cru pouvoir négliger les nuances variées qu'elle présente.

De même que les différentes causes de gastrites n'engendrent pas toutes la même nuance de cette affection, de même aussi les circonstances multipliees qui peuvent enflammer le colon, produisent des nuances distinctes de phlogose sur cet organe. Ainsi la chaleur humide, déterminant à elle seule la phlegmasie du gros intestin, placera celui-ci dans une condition morbide qui, sur le même individu, différera de celle qui serait le résultat d'un autre concours de circonstances. Si par exemple, nous invoquons l'influence du froid humide; si à cette cause, comme à toute autre, nous joignons l'électricité atmosphérique, l'abus des agents excitants ou débilitants physiques ou moraux, l'infection miasmatique, etc., nous aurons des colites de différentes nuances, ou du moins s'accompagnant d'indications spéciales, parmi lesquelles pourra figurer celle des émétiques et des purgatifs (1). Ne pas prendre en considération les causes produisant une même maladie, c'est vouloir confondre les données analytiques les plus essentielles, et juger *in globo* d'une chose qui ne peut être bien appréciée que par ses détails. Trois nuances principales, selon moi (abstraction faite des influences épidémiques et de la complication typhoïde, qui donnent aux symptômes généraux un cachet spécial), doivent être admises relativement à la dysenterie, savoir : la mucoso-sanguinolente, la bilieuse et la séreuse ; reconnaissant que, comme les tempéraments, elles se combinent pour former des sous-variétés, dont il faut tenir un compte moins essentiel, mais qui cependant méritent considération.

---

(1) Je n'ai eu connaissance du paragraphe suivant, qu'après avoir écrit cet article : — « L'émétique était considéré comme un moyen puissant, par Sydenham, Pringle, Huxam, Zimmermann et Pinel, dans la dysenterie. Les idées nouvelles ont changé la manière de voir à cet égard, et, depuis que la dysenterie est considérée comme une inflammation du gros intestin, on n'ose plus la combattre par le tartre stibié. M. Téallier convient que dans les cas ordinaires, il craindrait son action irritante, mais convaincu du caractère particulier que les épidémies impriment aux maladies, ne pouvant croire que les observateurs attentifs, dont je viens de dire les noms, aient pu tous s'en laisser imposer sur l'efficacité de l'émétique dans les dysenteries épidémiques, et comme sudorifique et comme évacuant, il pense que dans des circonstances semblables, on serait encore fondé à en faire usage. » Analyse de l'ouvrage de M. Téallier, sur l'emploi du tartre stibié, par M. Hervez de Chégoin. (*Journal universel et hebdomadaire*, n° 166, 1833.)

La dysenterie mucoso-sanguinolente est la plus commune, surtout en Europe, et alors qu'elle se montre sporadiquement. Si cette forme est fréquente dans les régions froides et moyennes, c'est que le tempérament des habitants incline plutôt vers le sanguin ou le lymphatique que vers le bilieux, et que là l'organe sécréteur de la bile sommeille, pour ainsi dire. Sous cette nuance, la dysenterie s'organise lentement, n'éveille pas les sympathies et revêt le caractère inflammatoire, sinon le plus violent, du moins le plus manifeste. A quel autre agent est-il indiqué de recourir, si ce n'est aux émissions sanguines? Comme je l'ai dit plus haut, la phlébotomie même peut être indiquée, vu la force de l'organisme. Ici que l'irritation est fixe, dégagée de toute complication, qu'auraient à faire les purgatifs et les émétiques? Je n'ai jamais eu à regretter de m'en être abstenu en pareil cas.

La colite bilieuse, rare ou moins intense dans les climats froids ou tempérés que sous la zône torride, nous représente une nuance qu'on ne peut méconnaître qu'aux dépens du malade. Appliquer ici exclusivement la méthode antiphlogistique, c'est se refuser à une indication essentielle. Mais dira-t-on : établissez cette indication, montrez-nous comment la bile joue un rôle important dans l'inflammation du colon, et prouvez que l'évacuation artificielle peut s'en faire sans préjudice pour l'organe essentiellement malade, et pour ceux qui peuvent participer à l'inflammation? Or à cela nous répondons : Dans les pays chauds, le tempérament bilieux domine sensiblement; si les individus qui le présentent y ont pris naissance, ils n'auront que peu à redouter d'une influence natale; et chez eux la fonction du foie, quoique dominant toutes celles d'excrétions, s'exercera avec énergie sans dépasser l'état normal; et par conséquent sans amener aucun trouble dans l'organisme. Il n'en sera pas de même pour le bilieux des pays froids, venant habiter les climats brûlants; chez lui, la fonction hépatique revêtant une exaltation insolite, se fera remarquer par de fréquents dérangements dans les appareils aux fonctions desquels concourt celle du foie; de là, l'embarras gastrique, la fièvre de même nom, ou ce qu'on appelle vulgairement débordement de bile. Divers organes, l'encéphale, la peau, présentent aussi des modifications qui se rattachent à cette suractivité. Mais arrivons au but, et demandons au lecteur s'il y a pure hypothèse à prétendre que cette espèce de saturation bilieuse que subit ici l'économie, modifie sensiblement l'état morbide des organes digestifs? Or de même que, chez le tempérament qui nous occupe, la fièvre prendra la forme bilieuse, de même aussi, l'inflammation du colon s'offrira sous le cachet bilieux, ce qui pourtant ne doit pas abuser l'observateur sur le caractère phlegmasique de la lésion essentielle. Le dernier membre de cette proportion qui semble nous ramener à l'absolutisme physiologique, n'est là que pour nous garantir de toute accusation d'humorisme absolu. Reconnaître qu'une humeur abonde vicieusement dans l'économie, c'est uniquement tenir compte d'un fait d'où dérive l'indication que nous nous efforçons d'établir. Afin de ne pas nous enfoncer plus avant dans des raisonnements que nous n'avons pas en vue de développer ici, nous allons donner un exemple de dysenterie bilieuse pour faire ressortir cette indication.

Je n'admets pas de dysenterie bilieuse en tant qu'on considère cette affection comme indépendante de tout état phlegmasique; quand la phlogose intestinale n'accompagne pas les évacuations abondantes du fluide biliaire, on n'a point affaire à la dysenterie : c'est un simple débordement de bile, constitutionnel et physiologique chez beaucoup d'individus bilieux, dans les pays chauds. Pour que la dysenterie s'organise, il faut qu'une cause phlegmasique agisse préalablement sur le colon. Tout individu peut être atteint de la dysenterie dite bilieuse, mais celui qui présente la prédominance hépatique y est infiniment plus disposé; cette forme, ou pour mieux m'exprimer, cette complication de la phlegmasie du colon est plus fréquente et plus grave dans les pays chauds que par une latitude froide ou tempérée : j'en parlerai d'après ma propre observation.

M. D..., au regard sévère, à l'air sombre et misanthropique, offre une peau jaunâtre et huileuse; chez lui, les saillies musculaires ont de l'expression, le système pileux est fortement prononcé, le pouls plein et dur; l'appétit vif, la propension au coït presque irrésistible. Il est depuis peu sous le climat chaud et humide de l'équateur : la saison des pluies règne. Les excès de toute espèce, toujours faciles aux colonies, représentent son genre de vie; il paie tribut à l'influence réunie du lieu et de la saison : il est en proie à l'inflammation du colon.

Il y a deux jours, qu'après avoir fait des excès de table, M. D. éprouve une commotion prolongée dans le colon, malaise dans tout l'abdomen, besoin pressant d'aller à la garde-robe; la fonction satisfaite, le bien-être renaît, mais il ne dure qu'un instant; une nouvelle évacuation est irrésistible, le ventre s'embarrasse de plus en plus, la langue s'épaissit, la soif se prononce; un peu de céphalalgie. M. D. garde la chambre, et se met bientôt au lit. A deux ou trois heures du matin, les selles sont fréquentes, chaudes et brûlantes, le malaise abdominal s'est converti en fortes coliques, quelques nausées apparaissent; le malade a l'imprudence de boire froid, ce qui provoque l'issue de matières plus abondantes, qu'accompagne un commencement de ténesme; il est faible, sa peau a jauni, il a le visage défait : je suis appelé.

BIBLIOTHÈQUE ROYALE

Des vomissements bilieux ont eu lieu ; la teinte ictérique est devenue plus foncée, moins cependant, surtout aux yeux, que dans la fièvre rémittente bilieuse ; les lèvres sont rouges et arides ; la langue est jaunâtre : il y a amertume de la bouche. Epigastre et hypocondres indolores, malgré les vomissements. Barre transversale douloureuse, ventre chaud et affaissé ; la peau, au lieu d'être gonflée et humide, comme dans les fièvres citées, est sèche et plaquée sur les muscles : il y a fièvre assez intense. M. D. n'est préoccupé que de sa bile. « C'est là bile, docteur, « débarrassez-m'en ; j'étouffe. On m'a dit l'ipéca, « l'ipéca à la brésilienne, et vous serez de suite « paré, docteur, donnez-moi l'ipéca. » Un médecin de l'école française, ennemi de cet éclectisme, se garderait bien de se rendre au désir exprimé par notre malade ; en y déférant, il croirait l'assassiner. Quant à moi, trop souvent témoin de l'insuffisance de moyens purement physiologiques pour triompher de cette espèce de dysenterie, aujourd'hui éclairé sur la marche à suivre en pareil cas, je dévie volontiers des préceptes broussaisiens. Peu confiant dans la saignée, je m'en dispense ici, bien que l'état de turgescence et d'orgasme du foie soit une sorte d'indication d'ouvrir la veine. Pour en venir à cette opération, il faudrait qu'il y eut douleur hépatique, circonstance qui rend imminente l'inflammation du foie, et plus tard la formation du pus dans son parenchyme : elle est fort rare. 60 sangsues sont partagées entre le trajet du colon et l'hypocondre droit ; à la chûte de ces animaux, on en applique 40 à l'anus, et pendant qu'ils pompent activement, le malade est placé dans un bain de siége. De l'eau gommeuse, peu sucrée, contenant par pinte un demi-grain d'extrait gommeux d'opium, est administrée tiède au malade. Il s'en suit un peu de rémission pendant la nuit. Le lendemain, les envies de vomir reparaissent de nouveau ; les selles ont lieu comme par accès (cette marche est propre à la dysenterie bilieuse, aussi ne faut-il pas chanter victoire parce que le malade n'a pas été à la garde-robe depuis 12 ou 24 heures) ; l'ictère est plus prononcé que la veille ; le malade plus exigeant pour l'ipéca. Préférant à ce moyen, qui secoue trop l'économie, le mercure doux, j'administre ce médicament à la dose de 8 g. avec addition de 2 g. d'extrait gommeux d'opium, en deux pillules qui sont administrées dans les vingt-quatre heures, à trois heures d'intervalle. Les premières prises provoquent des coliques et des selles, les dernières calment et diminuent les évacuations alvines. Bien entendu que les bains de siége, les frictions opiacées, les fomentations émollientes sur l'abdomen, les lavements amylacés et opiacés ne sont pas négligés. Le troisième jour, plus d'envies de vomir, selles diminuées des trois quarts, teinte ictérique affaiblie. Les jours suivants, mieux progressif, guérison en dix jours.

Le malade a pris 23 g. de calomel et 6 d'extrait gommeux d'opium; il a crachoté, mais non salivé.

L'observation de M. D. est en tout comparable à celles de vingt autres dont je pourrais faire l'histoire. Dire qu'il a guéri par les antiphlogistiques et malgré le calomel, serait un mauvais argument, car les sangsues ont été, en pareil cas, presque toujours impuissantes entre mes mains, et le calomel suffit aux anglais pour guérir bien plus de monde que nous (1), sous la même influence.

La participation fonctionnelle du foie à l'inflammation du colon ne s'explique, par continuité des tissus, qu'autant que l'intestin grêle, y compris le duodénum, est pris de phlegmasie; par sympathie, cela se comprend mieux; mais il faut aussi admettre que la chose a lieu sans ces conditions, et seulement parce que ce qui est cause d'inflammation pour la muqueuse du colon, peut l'être aussi d'une manière directe et simultanée, pour l'organe sécréteur de la bile. Cela est si vrai, qu'au Bengale, pendant la saison chaude et sèche, la dysenterie est presque aussi fréquente que pendant la saison chaude et humide. J'ai quelque idée que la mortalité relative est plus considérable pendant la première de ces deux constitu-

(1) Un mort sur cent.

tions atmosphériques, attendu qu'alors la dysenterie bilieuse est plus commune que la mucoso-sanguinolente; s'il n'en est point ainsi, c'est peut-être que les médecins anglais, à la tête desquels se trouve le savant Annesley, usent du calomel d'une manière convenable.

Du calomel dans la dysenterie! Vous auriez raison de vous récrier, si votre malade avait des selles sanguinolentes ou mucoso-sanguinolentes: là vous n'avez affaire qu'à l'inflammation pure et vierge; et un excitant des muqueuses ne saurait offrir un moyen rationnel; mais vous avez tort si le sujet, habitant les tropiques, comporte un tempérament et des dispositions que décèle l'abondance de la bile dans ses déjections; les antiphlogistiques, employés seuls, alors, peuvent vous occasioner des regrets.

Toujours est-il vrai; qu'après l'administration du calomel, on voit d'abord s'évacuer la bile libre dans les intestins; puis ce fluide cesse de s'accumuler et de saturer, pour ainsi dire, l'économie. Peut-on admettre que les médecins anglais et ceux qui imitent leur pratique, soient dépourvus de tout talent d'observation, ou qu'ils s'appliquent volontairement un bandeau sur les yeux? Mais en voilà assez sur un médicament qu'on peut dire toujours utile contre la dysenterie bilieuse, et qui, à lui seul, guérit cette maladie quand il est habilement manié. Cependant l'éloge que je crois devoir en faire ici, d'après l'expérience, ne comporte pas du tout, dans ma pensée, l'idée qu'en usant du proto-chlorure de mercure, on doive se dispenser des antiphlogistiques, des narcotiques, ni des autres moyens rationnels employés contre le plus terrible fléau des régions inter-tropicales.

Après le calomel vient l'ipéca, ou, pour mieux dire, ce médicament est de date plus ancienne que le mercure doux dans la thérapeutique applicable à la colite dysentérique. Dans la formule que j'ai fait connaître relativement à M. D., on a pu remarquer que l'ipéca ne figurait pas; le pourquoi, le voici : C'est que je ne veux pas combiner la racine brésilienne avec le calomel, attendu que, même à petite dose, elle peut, sinon déterminer des vomissements, du moins irriter sensiblement l'estomac, et, de proche en proche, ou par sympathie, l'organe sécréteur de la bile ; et cela, sans compenser cette influence par une propriété absorbante aussi puissante que celle du calomel. D'ailleurs, en administrant l'ipéca à la brésilienne, on a en vue sans y atteindre peut-être complétement, puisque l'émétine est soluble dans l'eau, d'épargner au colon le contact du médicament, et le vomissement représente le phénomène dont on attend la guérison. Tout médecin qui administre l'ipéca d'après cette formule, évite soigneusement que la plus petite quantité de marc ne se mêle à l'infusion, mais ce marc, dira-t-on, étant parfaitement inerte, après trois infusions et macérations de la substance mère, cette crainte est chimérique, quoi qu'il en soit, il faut s'en rapporter à l'expérience, et nous admettrons que les médecins qui en agissent ainsi, peuvent être fondés en raison (1).

Les fautes commises par les anti-phlogistiques, les narcotiques et les astrigents, n'ont pas été évitées pour l'ipéca, c'est-à-dire que ce médicament, comme tous les autres a été prescrit d'une manière absolue, et employé d'une manière trop banale pour que l'usage n'en ait pas souvent été fâcheux. Il faut donc s'attacher à préciser les cas où il convient de recourir à tel ou tel de ces agents, autrement la thérapeutique de la dysenterie offrira toujours un dédale où s'égareront les plus habiles. J'ai, au commencement de ce chapitre, représenté la dysenterie sous trois formes principales ; déjà j'ai tracé la conduite à tenir pour les formes sanguine et bilieuse, il me reste à spécifier le mode de traitement qu'il convient d'adopter pour la forme séreuse. Cette nuance de colite, rarement franche, parce qu'aux déjections liquides qui le caractérisent se mêlent ou

(1) Je dois dire que depuis que ceci est écrit, j'ai joint, avec succès, l'ipéca au calomel, d'après la méthode anglaise. Dans deux cas, où j'en ai fait usage, il y a eu de 2 à 3 vomissements, puis une petite fièvre diaphorétique qui m'a paru favorable : le mieux *a été subit*. On voit que je ne nie pas les résultats pratiques, en quelque sorte opposés à l'une des idées que j'ai plus haut émises.

du sang ou de la bile, est souvent de l'aveu de tous les médecins qui ont écrit sur la dysenterie depuis que la doctrine physiologiste prévaut en France, plus difficile à guérir que celle qui s'accompagne d'évacuations purement sanguines. Qu'en faut-il conclure? si ce n'est que la phlegmasie du colon devient toujours plus grave quand elle coïncide avec un débordement d'humeurs étrangères aux fluides qu'il sécrète, en un mot, que l'inflammation franche est plus facile à juguler que celle que vient modifier ou un excès de bile ou une sérosité. Pour moi, de telles variétés diffèrent autant entre elles que les diverses nuances de gastrite ou d'entérite, et la différence est à mes yeux d'autant plus tranchée qu'elle se rattache à des complications éloignées de l'organe primitivement lésé. L'excès de bile vient d'une suractivité fonctionnelle du foie, l'excès de sérosité me semble exister sous l'affluence d'un état phlegmasique ou congestif de l'intestin grêle. Si l'on voulait attaquer cette opinion en la considérant comme purement spéculative, je répondrais que la thérapeutique qui en découle a toute la valeur d'un fait, et que si *naturam morborum ostendit curatio*, la méthode basée sur l'indication de faire pour ainsi dire tarir la bile et les mucosités trop abondantes étant suivie de succès, elle met en évidence un des caractères essentiels de la maladie dont je traite.

Les déjections séreuses ont une couleur rougeâtre ou jaune verdâtre ; en général elles sont accompagnées d'une grande fétidité, leur odeur âcre prend plus facilement à la gorge que les émanations des selles qui ne contiennent que de la bile ou des mucosités sanguinolentes. La lienterie tient plus spécialement à cette forme de dysenterie qu'aux deux dont nous nous sommes déjà occupés. Cette dernière circonstance prouve qu'ici l'estomac et surtout l'intestin grêle ne fonctionnent que très imparfaitement, et s'il n'y a pas gastro-entérite, on ne peut nier que le ventricule et le petit intestin n'aient besoin d'être ramenés à un mode d'activité propre à la chymification et à la chylification. Ceci reconnu, peut-on admettre que des sangsues appliquées sur le trajet du colon et à l'anus, modifieront favorablement ce genre de dépravation *fonctionnelle?* La saignée du bras ne jetterait-elle pas le malade dans une situation plus fâcheuse encore? Pour mon compte, et parce que j'en ai l'expérience, sans renier les anti-phlogistiques en pareil cas, j'administre l'ipéca à la méthode brésilienne, c'est-à-dire pendant trois jours, en donnant, le premier, à la dose de six cuillerées, l'infusion pure de 24 grains d'ipéca; le deuxième, quatre cuillerées représentant l'infusion du marc; et le troisième enfin, trois cuillerées provenant de la seconde infusion de ce même marc. Il résulte de ce mode de médication, que le premier jour les vomissements sont abondants, nombreux et accompagnés d'une diaphorèse puissamment révulsive ; le deuxième, l'estomac rejette moins de liquide, celui-ci est beaucoup moins coloré ; la transpiration, déjà plus facile à obtenir, peut surpasser celle du premier jour ; le troisième tous ces effets primitifs ou secondaires peuvent manquer et être remplacés par des selles quelque fois plus nombreuses que les jours précédents, c'est le résultat d'une action purgative. Si c'est avec convenance que vous avez usé de ce moyen, un changement inoui s'opère dans l'économie ; les selles beaucoup moins nombreuses, perdent de leur fluidité et de cette âcreté qui les caractérisait naguère encore. La peau est devenue moite ; un sentiment de bien-être succède à cette anxiété profonde, ici plus manifeste que dans les autres cas de dysenterie. Il y a dans cette nuance comme une teinte de dothinentérite, ce qui nous indique la participation des intestins grêles à l'état morbide (1). Cette opinion, qu'on peut ne pas partager, m'a conduit avec succès, à insister sur les excitants et rubéfiants cutanés, de préférence à un grand nombre de sangsues. Pour appliquer ces animaux,

(1) En admettant la participation de l'estomac et de l'intestin à l'état morbide, ce n'est point une action purement révulsive sur ces organes, que j'attends de l'ipéca, mais bien une modification *vitale* dont ils ont eux-mêmes besoin ; si la révulsion est ici pour beaucoup dans le changement favorable qui s'opère, c'est qu'elle se produit sur la peau et l'ensemble de l'économie.

je me suis toujours bien trouvé d'attendre l'instant de ces réactions, qui, à leur tour, quand l'économie n'est plus sous une influence débilitante spéciale; mettent en évidence le caractère réellement inflammatoire de toute espèce de dysenterie. C'est sans doute quand les malades offrent un état comparable à celui que je viens de décrire, que le sulfate de soude a procuré des succès en débarrassant subitement les premières voies des fluides dont l'abondance, si ce n'est la dépravation, tourmente le gros intestin, et prolonge indéfiniment sa phlogose. Cette opération, d'ailleurs, ne peut effectuer sans qu'il s'opère une modification, que l'expérience montre favorable, dans le petit et le gros intestin. Je n'ai pas besoin du reste de faire valoir une pratique qui est celle de M. Bretonneau.

Quoique je n'aie pas entrepris de traiter ici complétement de la dysenterie, je dirai que la forme séreuse est plutôt liée aux circonstances épidémiques et typhoïdes qu'à celles qui représentent l'endémicité; que, sporadiquement, elle atteint de préférence les personnes dont l'économie est apauvrie par les privations ou les excès; enfin, qu'elle tient plutôt à la première enfance, à la vieillesse et au sexe féminin, qu'aux conditions individuelles opposées.

Beaucoup de considérations relatives aux idées principales que je viens de faire connaître trouveraient ici à se grouper, si j'avais entrepris de faire un traité complet de cette maladie ; mais, n'ayant en vue que d'aborder quelques points de pratique, je crois en avoir assez dit pour le moment. Bien que je me sois efforcé de préciser, d'après des vues plus pratiques que théoriques, les indications qui mènent à l'emploi des évacuants, je ne prétends pas avoir de beaucoup diminué l'obscurité du sujet. En admettant d'ailleurs que j'aie caractérisé d'une manière quelque peu exacte les nuances dont je tiens toujours un compte essentiel dans ma pratique, je reconnais qu'il sera très difficile, pour ceux-mêmes qui m'auront lu avec attention, de reconnaître au lit du malade les nuances de l'inflammation du colon, si sujette à complication.

Pour dernier argument en faveur de la méthode évacuante habilement maniée, je ferai remarquer à quel degré s'élève la mortalité de nos troupes aux Antilles !!! Là, cependant, la méthode antiphlogistique est exclusivement employée ; et certes on n'accusera pas les médecins distingués, qui y dirigent nos hôpitaux, de mal user des sangsues et de la saignée. Le régime aussi essentiel dans la dysenterie que la médication proprement dite, ne saurait non plus, je pense, être de nature à contrarier une saine thérapeutique. Cependant la mortalité y est effroyable, si, pour l'apprécier à sa juste valeur, on fait entrer en ligne de compte, les décès qui ont lieu à la mer pendant le retour, et ceux qui se consomment en France, où plus d'une dysenterique trouve, selon l'expression de M. Ed. Salva, « un « cercueil au lieu des joies de la patrie. »

Ainsi donc, de ce qui précède, il ne résulte pas qu'il faille abandonner les antiphlogistiques; car pour la forme mucoso-sanguinolente, je n'emploie et ne conseille que les moyens qui en dérivent ; pour les deux autres nuances, que je regarde comme des complications, j'y ai encore recours, seulement je considère comme indispensable d'en venir à l'administration du calomel opiacé ou de l'ipéca, d'après la méthode brésilienne. Les raisons que j'ai données, pour préférer l'un ou l'autre de ces moyens, selon les nuances, peuvant être contestées ou du moins envisagées comme trop absolues ou subtiles, je dirai que si les choses s'offrent ici sous une apparence peu faite pour convaincre, il n'en est pas moins vrai qu'en se conformant aux données que je viens de fournir, on obtient des succès remarquables.

Mais je n'aurai fini la tâche que je me suis imposée qu'après avoir traité des astringents. Abordons cette question, non moins délicate que celle que je viens d'effleurer. Tenter de juguler la dysenterie par l'usage des astringents, c'est faire courir aux malades une chance plus terrible encore que celle du quitte ou double : cette pratique meurtrière n'est plus que celle des médicastres et des commères. Les malheurs qui ont été le résultat d'une telle méthode, en jetant de la défaveur sur une médication qui n'est pas sans avoir procuré des succès, ont eu des effets déplorables. Il en est, à mon avis, des astringents comme des évacuants : y renoncer absolument n'est pas agir avec sagesse. Les phases de la dysenterie, les complications qui souvent l'accompagnent, étudiées avec soin, deviennent la source d'indications variées auxquelles on ne peut satisfaire qu'avec l'ensemble des moyens qui tour à tour ont été exclusivement prônés. Les auteurs de nos jours, les plus antipathiques à l'emploi des astringents, en font tous mention, mais d'une manière si vague et si dédaigneuse, que le médecin, qui ne peut appuyer ses opinions sur une pratique étendue, se garde bien d'y avoir recours : les médicaments de cette espèce ne semblent plus figurer que pour mémoire dans le traitement de la dysenterie. Cependant quand l'inflammation du colon, d'intense et prochainement funeste qu'elle pouvait être, ne consiste plus que dans une sub-inflammation, dont le cours ne semble devoir se prolonger que par l'inertie des tissus où elle siége, les amers astringents peuvent seuls abréger la durée de la maladie, et éviter, dans bien des cas, qu'elle n'ait une issue funeste, ou ne se termine par l'hydropisie. Tout attendre alors des moyens purement rationnels et diététiques, c'est exposer négativement les malades à des chances non moins redoutables que celles reprochées à l'emploi du simarouba, etc. C'est une grande erreur que celle qui consiste à penser que les astringents ne conviennent qu'alors que la colite est parvenue à la période de chronicité. Cette période arrivée, la plupart des praticiens de nos jours veulent encore faire l'essai des moyens qu'ils appellent rationnels : épithète refusée à la méthode astringente, comme si celle-ci ne pouvait s'appuyer d'aucun raisonnement digne d'être pris en considération ! Je dis que c'est une erreur ; parce que l'expérience m'a démontré qu'il n'est pas besoin d'attendre les selles crémeuses et ressemblant à de la purée pour ingérer les amers astringents. Je m'explique : quand les sensations pénibles ont cessé dans l'abdomen ; quand le ventre cesse d'être collé à l'épine, et ne présente plus ce profond sillon indiquant le trajet du colon transverse ; que la pression n'est nullement douloureuse ; que la peau est moins chaude et moins aride ; que tout mouvement fébrile a cessé, on peut administrer le simarouba, lors même que les selles sont encore teintes d'un peu de sang, ou plutôt uniformément colorées ; car si le sang était libre à la surface des matières excrétées, ce serait une preuve que l'irritation n'aurait pas cédé sur tous les points, et que quelques-uns la présenteraient encore à un degré assez intense, et alors il faudrait s'abstenir. Mais les selles ayant les caractères ci-dessus, et se montrant au nombre de trois à six par jour, les astringents, administrés avec les précautions voulues, s'opposent à ce que le malade n'arrive à cette période caractérisée par une débilité profonde et par le marasme. Je dirai même que c'est là l'instant du triomphe pour les astringents; une telle opportunité est, j'en conviens, assez difficile à saisir; mais serait-ce un motif pour renoncer aux agents qui nous occupent? La pratique de la médecine et de la chirurgie même n'est-elle pas hérissée de pareilles difficultés? Attendre que la dysenterie ait tous les caractères de la chronicité, c'est laisser, selon moi, à l'inflammation le temps et le loisir, sinon de désorganiser la muqueuse, du moins de la relâcher et même de la ramollir à un degré tel, qu'il devient souvent difficile, pour ne pas dire impossible, de la ramener à l'état normal. Pour justifier cette opinion, je rappellerai ici les avantages que l'on retire des amers et des astringents à la fin des phlegmasies muqueuses en général. Que l'effet virtuel de cette médication consiste dans une simple astriction des fibres relâchées, ou dans une modification de la vitalité, toujours est-il qu'en le provoquant, on évite aux malades ces interminables convalescences pendant lesquelles ils rechutent souvent. Dans nos salles, il existepeu de ces squelettes ambulants qui, dans le service des dysentériques aux Antilles, frappent si péniblement les regards. Parmi les convalescents que nous expédions pour la France, figure-t-il un grand nombre de militaires à demi guéris de l'inflammation du colon (1)? Sous les drapeaux enfin, rencontre-t-on ici de ces êtres amaigris, au facies hâve et plombé? Si la dysenterie, dans cette colonie, n'est marquée que par une perte des plus minimes, et n'offre point ce tableau retraçant à la fois le deuil de la veille et celui du lendemain, c'est qu'ici, plus qu'ailleurs peut-être, nous avons renoncé à toute méthode *exclusive* de traitement. Aucune maladie plus que la colite ne rehausse cet éclétisme, qu'à tort M. Broussais a voulu bannir de la philosophie médicale. Cependant, pour ne pas faire plus brillant que de raison le résultat des errements que nous suivons, nous rappellerons qu'une partie des succès que nous avons obtenus pourrait bien se rattacher à la sévérité de nos prescriptions diététiques, et à la sollicitude dont nous entourons les dysentériques.

Mais avant de généraliser sur les résultats de notre pratique touchant l'emploi des astringents, il est nécessaire de la faire mieux connaître. Le simarouba est de tous les médicaments doués de propriétés à peu près équivalentes, le seul que nous mettions en usage; mais convaincus que la manière d'administrer les substances médicinales influe puissamment sur leur mode d'action, nous

---

(1) Nous pouvons affirmer que depuis trois ans, nous n'avons pas été dans le cas d'évacuer un seul dysentérique sur France; en était-il ainsi par le passé, en est-il ainsi dans les autres colonies?

préférons la décoction aqueuse de cette écorce à la macération dans le vin. Nous trouvons d'autant plus d'importance à combiner le simarouba avec une décoction féculente, que nous en usons beaucoup plus tôt que ne le conseillent les auteurs. D'un autre côté, le vin de simarouba étant plus actif que son décoctum aqueux, on est obligé de l'administrer sous un volume beaucoup moindre, ce qui fait que des points de la muqueuse n'en éprouvent pas le contact, tandis que d'autres le subissent avec trop d'énergie; il n'y a pas, selon nous, de comparaison à établir entre ces deux manières d'administrer le médicament dont il s'agit. En donnant le simarouba alors que la muqueuse est, pour ainsi dire, encore sous l'empire de l'inflammation, nous nous gardons bien de le faire prendre d'une manière trop rapprochée; deux gros de cette racine bouillis dans un verre d'eau qu'on mêle ensuite à 24 onces de décoction de riz, est la dose et la forme sous lesquelles nous commençons. Alors que le malade est à l'usage de cette boisson mixte, nous lui faisons prendre par cuillerées, à intervalles plus ou moins rapprochés, une potion avec la morphine, afin de rendre l'estomac et les intestins plus tolérants, bien entendu que dans cette période du mal, la tisane de riz simaroubée, ainsi que tous les liquides ingérés, sont administrés à une température un peu plus élevée que celle de l'atmosphère. Si les aigreurs ne surviennent pas (inconvénient qui, à lui seul, ne repousse pas le simarouba), si les coliques et la sensibilité abdominales ne sont pas plus vives qu'avant l'administration de cette racine, nous en augmentons progressivement la dose jusqu'à une once par pinte de décoction amylacée ou féculente. Le malade se trouvant bien de cette médication, on voit s'évanouir avec promptitude les signes d'une affection qui, jusqu'au dernier jour de sa durée, doit maintenir le médecin en éveil, tant la rechûte est imminente! Quelle satisfaction pour l'observateur qui s'évertue à saisir les indications souvent obscures et trompeuses de la dysenterie, que celle de voir, après huit ou quinze jours, un malade parfaitement rétabli d'une affection dont le terme et l'issue sont difficiles à préciser! Eh bien! ce plaisir si vif et si utile pour appuyer la croyance du médecin, le simarouba me l'a souvent procuré; tandis que les antiphlogistiques obstinément prescrits, en menant à une issue funeste ou à une guérison lente et mal affermie, m'ont causé d'éternels regrets. Que ceci cependant ne mène pas à penser qu'aujourd'hui je termine la cure de toute dysenterie par le simarouba. Non, quand la colite est franche et suit une marche rapide vers la guérison, je m'abstiens soigneusement de ce moyen, qui alors, s'il n'était nuisible, serait du moins parfaitement inutile. Pour que j'en vienne à notre médicament, il faut que l'inflammation, en perdant de son intensité, affecte une marche vague et mélangée de ces alternatives où prédominent, sur les signes de recrudescence, ceux qui caractérisent plutôt l'*anomalie fonctionnelle* que l'altération profonde des tissus. Quand le malade est plus faible que souffrant, qu'il offre un peu de bouffissure au visage, d'œdème aux pieds; que beaucoup de gaz le tourmentent et s'échappent par l'anus; que les ténesmes et la fièvre sont dissipés, qu'a-t-on de mieux à faire que d'administrer les astringents? Ceux-ci sont d'autant mieux indiqués qu'aux signes précités se joignent des selles abondantes, blanchâtres et spumeuses. Alors le ventre, au lieu d'être excavé, est mou et pâteux, la langue est blanche et épaisse. Ici l'eau de riz simaroubée ne peut être nuisible. Si la décoction aqueuse de cette racine a été administrée à temps, il est rare que le sujet, inclinant vers l'hydropisie, arrive à cet état qui commande plutôt le *vin* que l'*eau* de simarouba. En un mot, et à part quelques considérations qu'il appartient à chacun d'apprécier, l'énergie des astringents devra être en raison directe du temps qui se sera écoulé depuis l'instant où des astringents *mitigés* auraient dû être administrés.

Pour compléter nos considérations pratiques relativement aux astringents, nous ferons remarquer qu'à l'époque où il est indiqué d'y avoir recours, les vésicatoires et les cautères, sources de déperdition pour l'économie, ne doivent plus faire partie des moyens de guérison. Alors que l'inflammation du colon est devenue chronique, les vêtements de laine, les bains chauds vinaigrés, ceux de vapeurs sont préférables aux exutoires : entrteenir ces derniers, c'est diminuer de beaucoup la puissance de réaction si nécessaire pour ramener les tissus à leur état primitif d'intégrité.

Afin de suivre le malade jusque dans cette période si éloignée de l'affection primitive, qu'on hésite quelquefois à les rapporter l'une à l'autre, aussi bien par le temps qui s'est écoulé que par la reprise des occupations et un rétablissement apparent, je dirai qu'il se trouve mieux de l'usage des médicaments composés, dans lesquels, sous la forme pilulaire figurent des substances, telles que l'extrait de genièvre, de ratanhia, de simarouba alliés à l'opium gommeux, que du traitement plus haut indiqué. C'est du moins en usant de cet électuaire et d'autres du même genre, que j'ai mis fin à des diarrhées si anciennes, qu'on pouvait les considérer comme constitutionnelles.

Je bornerai là des considérations pratiques, que nos confrères, surtout ceux qui sont appelés à exercer dans les pays chauds, ne trouveront peut-être pas sans intérêt (1).

---

(1) On verra plus loin que nous ne nous étions pas mépris sur l'attention que porteraient à ce mémoire les médecins, comme nous placés, sur un sol classique de la dysenterie ; maladie que pendant *sept ans* nous avons observée *sous l'équateur*, dans ce pays qu'on a dit n'être bon que pour les *immortels*.

NOMENCLATURE

DES MALADIES TRAITÉES A L'HÔPITAL DE DÉMÉRARY,

pendant l'année 1833.

Fièvre intermittente, 1153, (morts, 2). Fièvre rémittente, 73, (morts, 3). Fièvre continue, 303, (morts, 9). Phlegmon et abcès, 44 (mort, 1). Angine (cynanche), 9. Pneumonie, 6. Gastrite, 9, (mort, 1). Entérite, 4. Hépatite aiguë, 7. Hépatite chronique, 2. Splénite, 3. Otite, 5. Rhumatisme aigu, 35. Rhumatisme chronique, 10. Erysipèle, 1. Epistaxis, 1. Hémoptisie, 3. Phthisie pulmonaire, 20 (morts, 8). Hémorrhoïdes, 3. Catarrhe aigu, 83. Catarrhe chronique, 10. *Dysenterie aiguë*, 382 (morts, 2). *Dysenterie chronique*, 20 (morts 2). Apopléxie, 1. *Paralysie* (1), 5 (mort 1). Dyspepsie, 3. Epilepsie, 5. Asthme, 2 (mort 1). *Coliques*, 82 (2). Diarrhée, 11. Manie, 2. Délirium tremens, 97 morts, 3). Atrophie, 1. Anasarque, 4. Hydrocèle, 2. Vers, 1. Luxation spontanée du fémur, 1. Cachéxye syphilitique, 1. Erythéma, 3. Ictère, 2. Gonorrhée, 2. Hernie humorale (chaude-pisse

(1) Suite de *colique végétale*, maladie peu connue, et sur laquelle je vais incessamment faire paraître une monographie.

(2) La plupart appartenant à la colique végétale.

tombée dans les bourses), 11. Hernie, 2. Torticolis, 8. Anévrisme, 1 (mort, 1). Dysurie, 2. Asphyxie, 1. Céphalagie, 1. Maladie simulée, 1. Fistule à l'anus, 3. Luxation, 2. Entorse 10. Plaie contuse, 22. Plaie tranchante, 19. Contusion, 36. Brûlure, 2. Ulcères, 365. Fracture, 9. Amputation, 1. Convulsion, 13. Punis, 23. Maladies d'yeux, 40.

Totaux 3,000 (morts, 36).

Deux choses sont remarquables dans ce tableau de stastique médicale : 1° un nombre tel de malades, comparé à l'effectif des troupes qu'il représente trois affections par individus ; 2° une mortalité si minime, qu'on ne peut se défendre de la supposer fausse et de beaucoup inférieure à la perte réelle. Cependant, je dois dire qu'on me remit à l'instant même de ma visite à l'hôpital (qui eut lieu le lendemain de mon arrivée), ce tableau qui se trouvait déposé aux archives, ce qui, malgré le merveilleux apparent de la chose, me porte à la croire vraie et incontestable.

On remarque que, sur 3000 malades, les affections fébriles figurent dans la proportion de 51, 88,100 sur 100, c'est-à-dire, pour un peu plus de la moitié.

Ce qui me confirmerait encore dans l'opinion que le chiffre de ce tableau n'est point controuvé, c'est que la mortalité est parfaitement analogue à la connaissance acquise des maladies des Anglais, soit comme conséquence de leur climat natal, soit des mœurs qui les caractérisent. Ainsi, nous voyons figurer 20 cas de phthisie pulmonaire ; 97 cas de délirium trémens. Les ulcères sont aussi très nombreux et semblent se lier à leur tempérament lymphatique. Les contusions, les plaies contuses et les fractures, représentent un nombre élevé, beaucoup plus que celui des plaies tranchantes, circonstance qui se rapporte naturellement à la fréquence de l'ivresse, chez un peuple qui l'a convertie en habitude ; à l'usage de boxer, et peut-être aussi d'appliquer la schlague aux soldats.

Mais quel étonnement n'éprouve-t-on pas à voir la mortalité de la dysenterie figurer, en y comprenant la chronique et l'aiguë, dans la proportion de 2 sur 100 !

La dysenterie sous l'équateur, sévissant sur des hommes qui font là, comme dans leur pays, un énorme abus de viandes et de liqueurs alcooliques, ne pas moissonner plus largement ! Comment la moitié de la troupe est, dans une année atteinte de cette grave maladie, et la mortalité n'est pas plus grande ! Avis à nos confrères des Antilles et du Sénégal; pour moi, j'ai déjà fait l'essai de la méthode anglaise mitigée avec celle des antiphlogistiques, et je m'en trouve bien ; se pourrait-il qu'en abandonnant entièrement les sangsues pour le calomel et l'ipéca, la perte fût encore diminuée (1)? On se rappellera sans doute que, dans mon dernier rapport, je fis part de toute l'insuffisance de la méthode antiphlogistique en présence de la dyssenterie bilieuse, je l'avais donc remarqué avant que les Anglais m'aient, à propos de cette maladie, parlé d'obstruction du foie, de saturation bilieuse de toute l'économie. Je ne doute pas que les documents que je fournis ici, ne deviennent l'occasion de profondes réflexions sur la léthalité de la dysenterie dans nos colonies, et que les médecins de ces pays, ne tirent le parti le plus avantageux d'une circonstance dont je n'aurai été que l'historien.

EXTRAIT

DU COMPTE RENDU DE LA CLINIQUE DE L'HÔPITAL DE CAYENNE.

(2e semestre, 1834).

La dysenterie s'est montrée moins fréquente, mais non moins intense que pendant l'hivernage.

---

(1) On ne doit s'abstenir des sangsues que lorsque la phlegmasie, c'est-à-dire, la lésion de tissu, faible par elle-même, peut céder aux simples émollients; les pilules remédient très bien par elles-mêmes à la lésion *fonctionnelle*, souvent plus redoutable dans la dysenterie que la lésion anatomique, c'est faute de le savoir qu'on insiste trop sur les antiphlogistiques, et qu'on perd son malade.

Trente-cinq cas se sont offerts ; trois ont été mortels, dont l'un à l'état aigu, l'autre de rechute, le troisième de chronicité.

Cette proportion de la mortalité se rattache à des circonstances aggravantes. Le sujet atteint de dysenterie aiguë avait déjà passé le terme d'une guérison possible lorsqu'il nous arriva. Le traitement qu'on lui avait fait subir en ville fut absolument antiphlogistique.

Le cas de rechute concerne un individu d'une intelligence bornée, atteint de nostalgie, et, par conséquent, fort indifférent sur l'issue de sa maladie. Tourmenté par ce malade pour prononcer son *exeat*, je le lui accordai prématurément, le croyant plus affecté du séjour dans mes salles que de l'éloignement de ses affections. Rechute quelques jours après ; il ne revint à nous que pour mourir. Il est bien rare qu'une maladie, déjà redoutable par elle-même, se termine favorablement quand elle offre pour complication la nostalgie, *cette lente asphyxie de l'ame !*

Le grenadier Betoulle a succombé à une dysenterie chronique que *nous n'osâmes* pas combattre à temps par les moyens dont nous avons depuis reconnu l'efficacité. Une cause morale que les convenances nous prescrivent de taire, parut aussi y contribuer.

En variant, selon les indications qui se présentent, les antiphogistiques avec le calomel, l'ipéca et l'opium, on obtient des succès aussi prompts que durables. Depuis l'instant où cette donnée pratique s'est pour moi convertie en précepte rigoureux, je n'ai plus obtenu que des succès dans le traitement de la dysenterie. Les résultats de la clinique ont conduit les officiers de santé qui desservent l'hôpital à considérer désormais la dysenterie comme une maladie peu redoutable et dont ils n'appréhenderaient nullement de se voir atteints. Osons dire, enfin, qu'une expérience de *sept ans* nous a prouvé qu'il y a incurie déplorable à ne faire fonds que sur les antiphlogistiques dans le traitement de la dysenterie. Certes, ce n'est pas en prenant pour base unique de ses moyens thérapeutiques ceux qui n'exercent qu'une action débilitante, qu'on peut se flatter d'obtenir des succès dans la direction de cette maladie s'offrant sous l'aspect épidémique ou endémique.

Contre les formes séreuse et bilieuse, et même contre l'inflammatoire, alors qu'on l'a *tempérée* par les sangsues et la saignée, il n'est pas de meilleur spécifique que l'ipéca combiné au calomel, et à l'extrait gommeux d'opium ; voici la formule (1) :

(1) Cette formule doit varier, dans les proportions relatives des médicaments qui la composent, selon les indications qui se présentent ; c'est faute de le faire avec convenance et sagacité, qu'on *croit* rencontrer l'occasion *fréquente* de son impuissance, ou de ses mauvais effets ; je ne la donne pas comme *spécifique*, bien qu'elle m'ait procuré les succès les plus *nombreux* et les plus *inattendus*.

℞	Ipéca.	gr. viij
	Calomel	gr. iv
	Extr. gom. d'opium . .	gr. j
	Gom. arabique.	q. s.

Faites six pilules, à prendre dans la journée de deux en deux heures.

Selon les cas, on réitère cette prescription pendant trois à quatre jours. Il est bon de diminuer chaque jour l'ipéca d'un grain, le calomel d'un demi-grain ; pour l'opium, sa réduction est subordonnée à la manière dont il agit sur l'économie. Quant à l'ipéca, il peut se faire qu'on soit obligé d'en diminuer sensiblement la quantité, voir même de le supprimer complétement ; ces cas sont ceux où l'estomac se montre trop irritable, et ceux surtout où il pourrait être contre-indiqué d'après le vomissement.

Par ce mode de traitement, on voit avec une rapidité vraiment merveilleuse les selles diminuer de nombre et d'abondance, se lier et tarir sans imminence de rechute.

Bien entendu que le traitement de la colite ne saurait se borner à cette seule prescription ; pas plus qu'en y recourant, on doive se dispenser d'administrer l'ipéca à la brésilienne, ou le calomel seulement uni à l'opium, ou les sangsues, etc. — Pour toutes ces variétés, combinaisons ou nuances de traitement, *voir* mon article sur la *dysenterie*, inséré dans le n° 6 du *Journal hebdomadaire* (1835).

EXTRAIT

DU COMPTE RENDU DE L'HÔPITAL DE CAYENNE.

(1er trimestre, 1835.)

Trente-huit cas de dysenterie et dix-huit de diarrhée (cholérine) sont venus confirmer *par une terminaison heureuse*, les vues thérapeutiques que j'ai émises dans un article sur la dysenterie, inséré dans le n° 6 du *Journal hebdomadaire* février 1835.

On voit dans l'article cité, que c'est à la médecine anglaise, que j'ai emprunté, lors de mon voyage à Démérary, les errements d'après lesquels j'ai tracé la conduite à tenir dans les cas les plus ordinaires de *colite équatoriale*, les succès pratiques qui sont, depuis lors venus confirmer entre mes mains, l'excellence de cette méthode, me font dire aujourd'hui, avec l'homme qui illustre le plus la physiologie en France, la médecine anglaise est empirique, et je l'approuve.

Et, en effet, je n'ai pas craint, *témoin du succès à Démérary*, d'emprunter aux Anglais, pour la maladie qui nous occupe, cet épais bandeau dont nous voulons qu'ils aient les yeux couverts, et avec lequel ils vont cependant plus vite au but que nos compatriotes, armés des meilleurs instruments d'optique médicale.

Aurait-on oublié d'ailleurs que les documents officiels ont prouvés jusqu'à l'évidence que, pendant les guerres de l'empire, les troupes Britanniques ont perdu proportionnellement, et sur les mêmes lieux, *entre les tropiques*, la moitié moins de malades que les nôtres ? Je sais qu'on se rejettera sur cette influence morale que comporte une attitude offensive et victorieuse, sur la sollicitude et le luxe hygiénique dont on entoure les soldats de cette nation ; à cela j'opposerai leur robuste constitution, un régime pathologique moins sévère que le nôtre, et enfin les excès que comportent leurs habitudes, excès rudement réprimés par le climat des régions inter-tropicales. Comment se refuserait-on d'ailleurs à reconnaître la suprématie d'une médication qui laisse ici en blanc, pour la première fois, la colonne nécrologique relative à la plus meurtrière des maladies qu'on observe à la Guiane !

Que si l'on trouve trop courte et insuffisante, comme preuve, une période de six mois, je répondrai que depuis la reprise de possession (1817), les registres ne présentent pas un seul trimestre exempt de la mortalité qui nous occupe; que pour rencontrer un individu mort de la dysenterie, il nous faut remonter au 29 octobre 1834, encore ne vint-il que mourir à l'hôpital, car, il avait auparavant, en ville, *succombé au traitement anti-phlogistique ;* de plus, à l'époque ou j'écris 1er août, il n'est pas mort dans tout le mois de juillet, un seul homme, et nous avons eu des dysenteries graves à traiter, ce qui fait un total de neuf mois sans une croix à faire sur les malades de cette catégorie, si triste avant l'emploi de nos moyens de médication (1).

On est heureux de pouvoir ainsi chiffrer son raisonnement, quand on sait, *indirectement* qu'un célèbre professeur, a jugé comme purement théorique l'article plus haut cité sur la dysenterie. En effet, je n'avais pas encore atteint, en l'écrivant, le résultat définitif sur lequel je puis appuyer aujourd'hui et ma conviction et mes *utopies* thérapeutiques (2).

Aujourd'hui que diront les critiques et les dissertateurs ? Qu'il leur faudrait des observations

(1) Je reçois à l'instant une lettre de mon chef de clinique, aujourd'hui chargé du service, dans laquelle il m'annonce, sous la date du 15 janvier, qu'il n'est pas mort un seul dysentérique, il ajoute même que mon traitement de la dysenterie est devenu *populaire* dans la colonie.

(2) A l'appui de nos propres résultats, faisons figurer ce paragraphe extrait de notre correspondance avec M. Cornuel, médecin en chef à la Guadeloupe :

« J'ai mis en usage votre traitement contre la dyssenterie, et j'en ai retiré *de grands avantages*, mais il faut ici savoir en faire une juste application. Nos dyssenteries sont bien simplement des colites, c'est-à-dire des inflammations pures et simples plus ou moins graves de la membrane muqueuse de la fin de l'iléon et du gros intestin ; c'est là leur forme la plus ordinaire. L'irritation est inflammatoire ou hémorragique dans le début, elles ne présentent aucun symptôme

particulières, ils en trouveront plus bas; mais, s'il est des incrédules qui prétendent que ce n'est pas là la dysenterie, parce que mes malades n'en offrent pas les traits les plus graves, je leur répondrai qu'ils peuvent aussi contester à Alibert, d'avoir traité et guéri une fièvre pernicieuse, parce qu'avec le quinquina, il aura rendu le second accès beaucoup plus benin que le premier,

---

de réaction, et c'est alors le traitement anti-phlogistique qui leur convient. Lorsque déjà il y a eu premières rechutes, lorsque l'inflammation est moins positive, moins franche, lorsque la réaction n'existe plus sur le système circulatoire votre traitement *fait merveilles je vous remercie de me l'avoir fait connaître.* »

Plus bas il dit : « J'ai 120 malades dans mes salles; depuis trois mois je n'ai perdu que deux malades, une péritonite et une dysenterie aiguë; ce chiffre de 120 malades est presqu'entièrement représenté par des fiévreux et des *dyssentérique.* »

Il est facile de voir que les raisonnements de M. Cornuel s'accordent parfaitement avec ceux auxquels je me livre moi-même dans ce présent article, écrit avant la réception de sa lettre, et dans ceux que j'ai déjà publiés sur la dysenterie.

Je puis avancer aussi que M. le docteur Golfier, chirurgien major du brick le Cuirassier *qui passa à Cayenne* lors de mon séjour dans cette colonie, a écrit à M. Valez, aspirant laissé à Cayenne pour passer sur la goëlette la Béarnaise, qu'ayant eu la dysenterie à son bord peu de temps après nous avoir quittés, il en avait merveilleusement triomphé en faisant usage de mon traitement.

Je viens moi-même *ici à Paris* de guérir en moins de quinze jours, un jeune enfant venant du Sénégal, et qui bien que parfaitement traité par la méthode *la plus usitée* allait de mal en pis depuis quatre à cinq mois. Sa maladie avait également résisté au traitement qu'on lui fit subir au Sénégal, ce qui força sa mère à quitter avec lui la colonie.

et ainsi des autres. Mais ne plaçons pas dans l'exorde, ce qui sera beaucoup mieux dans la peroraison (1).

Ière *Observation* : Grenat, fusilier au 1er régiment d'infanterie de marine, âgé de 25 ans. — Constitution forte, tempérament sanguin, nouvellement arrivé dans la colonie.

Malade depuis huit jours, ayant de quinze à vingt selles sanguinolentes par vingt-quatre heures ; épigastre sensible, douloureux à la pression, douleur profonde suivant le trajet du colon transverse, langue rouge, nausées, gargouillements abdominaux intenses et fréquents, fort ténesme, facies plombé, prostration des forces, chaleur à la peau, pouls fréquent et dur. *Prescription* : diète, eau de riz gommée et opiacée, avec un demi-grain d'extrait gommeux d'opium ; potion morphinée, demi lavement avec mucilage, amidon, opium et vitellum (c'est celui qui, dans les observations subséquentes figurera, sous le titre de lavement *composé*), six pilules à prendre, une d'heure en heure, composées avec ipéca, huit grains, calomel quatre grains, extrait gommeux

---

(1) M. Forget m'écrivait à Cayenne, à la date du 6 septembre 1835, et sa lettre ne me parvient qu'aujourd'hui à Paris.

« Je dois vous dire que votre mémoire sur la dysenterie m'a valu des compliments de la part des médecins qui pratiquent dans le midi, de ceux d'*Alger* particulièrement qui disent avoir reconnu *ex professo* l'excellence de votre pratique américaine. »

d'opium un grain, gomme arabique, quantité suffisante; bains de siége, frictions avec la pommade opiacée, flanelle sèche en ceinture.

Deuxième jour, neuvième d'invasion : peu de soulagement, six selles dans la nuit, même prescription.

Troisième jour, dixième d'invasion : pas de selles, nulle douleur abdominale; facies meilleur, la prostration sensiblement diminuée. *Prescription* : diminué de moitié l'ipéca et le calomel.

Quatrième jour, onzième d'invasion : mieux considérable, deux selles de purée consistante. *Même prescription*, trois panades à l'œuf.

Cinquième jour, douzième d'invasion : la convalescence commence, une seule selle, encore plus consistante que la veille. *Prescription* : ipéca deux grains, calomel un grain, extrait gommeux d'opium demi grain, faites un bol à prendre le soir; le matin, panade à l'œuf, dans la journée, un quart de poisson grillé et riz crevé.

Mieux progressif et soutenu, guéri et sorti le dixième jour de son entrée à l'hôpital, non seulement sans avoir pâli ni maigri pendant le traitement, mais ayant récupéré ses forces.

Ceux qui s'obstineront à ne pas accueillir les bons effets de ce mode de médication, diront que ce n'est pas là une dysenterie confirmée, qu'une pareille maladie n'est qu'une simple entérite diarrhéique, ou qu'enfin le mal était ou ne peut plus benin. Je leur répondrai, s'ils veulent bien me croire, que j'ai vu pendant six ans, à Cayenne, ces cas s'aggraver, se prolonger et se terminer souvent par la mort quand ma manière de traiter et celle de mes honorables confrères était tout anti-phlogistique.

2ᵉ *Observation.* Hector, grenadier, âgé de vingt-quatre ans, né dans le département de l'Isère. Tempérament lymphatique, arrivé depuis un an.

Malade depuis cinq jours; en vingt-quatre heures, quinze à dix-huit selles sanguinolentes.

Sentiment de faiblesse générale, barre douloureuse à l'abdomen, épreintes et douloureux ténesmes, soif intense, faiblesse et fréquence du pouls, le visage exprime la fatigue et l'abattement. *Prescription :* diète, eau-de-riz gommée et opiacée, un quart de grain pour un demi-litre (bis); ipéca huit grains; calomel quatre grains; opium, demi-grain. Faites six bols, à prendre trois dans la soirée, trois le lendemain matin. Bains de siége, frictions opiacées, flanelle sèche, un demi-lavement *composé.*

Deuxième jour, septième d'invasion : les douleurs abdominales se sont calmées; il y a eu cinq selles dans les vingt-quatre heures, les matières rendues sont sanguinolentes et roussâtres, âcres au gôsier, moins de ténesme. *Prescription:* diète, même tisane, potion de morphine, ipéca six grains, calomel trois grains, opium demi-grain. Faites quatre bols, à prendre un de trois en trois heures, pour le reste, *ut suprà.*

Troisième jour, huitième d'invasion : mieux sensible, deux selles. *Prescription :* la même ; mais on supprime (en mon absence) les bols plus haut prescrits.

Quatrième jour, neuvième d'invasion : les pilules d'ipéca calomélisées ayant été suspendues, le malade a eu trois selles dans la journée, avec retour de quelques-uns des symptômes du début. Ces pilules reprises le soir, il n'y a eu qu'une selle pendant la nuit ; cette évacuation est moins sanguinolente que les précédentes, elle est même mélangée de quelques matières moulées, l'odeur dyssentérique des déjections est affaiblie, mais elle existe encore. *Prescription : ut suprà.*

Cinquième jour, dixième d'invasion : le malade qui dit n'avoir commis aucune imprudence, a eu cependant quatre selles accompagnées de coliques (le temps est humide et orageux), les pilules d'ipéca ont provoqué quelques vomissements, la peau est chaude, le pouls vif, fréquent et facilement dépressible, la soif est aussi assez grande (1). *Prescription : ut suprà.*

Sixième jour, onzième d'invasion : mieux des

---

(1) On voit que malgré un certain degré de gastrite qui existe ici, j'ai cependant pu me passer de sangsues, ce qui ne doit pas en général, dans des cas analogues, dispenser de les employer ; j'aurais peut-être mieux fait d'y avoir *d'abord* recours.

plus marqués, pas de selles. *Prescription :* diminution progressive des pilules d'ipéca et de calomel, régime prudemment gradué; sorti le neuvième jour de son entrée.

Il faut savoir que ce malade a rechûté quelques jours après sa sortie de l'hôpital; rentré, après que fut écoulé le semestre où il figurait, il a promptement et radicalement guéri par les mêmes moyens.

Il me semble que cette rechûte prouve d'elle-même, et à part tout raisonnement, que nous avions bien affaire à la dysenterie. Quoique guéri, nous eussions peut-être dû conserver quelques jours de plus ce militaire à l'hôpital. Cette précaution que les soldats prennent presque tous pour de la rigueur, lui eût sans doute évité la récidive du mal.

3e *Observation*. Albat, fusilier; 23 ans, département du Cantal. Constitution forte, tempérament sanguin, assez d'embonpoint; tout nouvellement arrivé. Premier jour, *seizième* d'invasion : cet homme a été pris de coliques avec diarrhée. Il y a une quinzaine environ, les selles ont progressivement augmenté; on en compte une vingtaine par jour; elles sont sanguinolentes, accompagnées d'un violent ténesme et de vives épreintes; l'abdomen présente une barre douloureuse; la langue est rouge, la peau chaude et gonflée. Le pouls plein, dur et fréquent. *Prescription :* diète, eau de riz gommée et opiacée, potion de morphine, trente sangsues en ceinture, quinze au siége, frictions opiacées sur l'abdomen; fomentations, émollientes, bains de siége, deux demi-lavements composés.

Deuxième jour, dix-septième d'invasion : même degré dans le ténesme et les douleurs abdominales, fièvre forte toute la nuit, transpiration partielle et peu abondante vers le matin, quatre selles sanguinolentes et graisseuses, forte odeur dysentérique. *Prescription :* diète, même tisane, suspendu la potion, huit grains d'ipéca, quatre de calomel, un d'extrait gommeux d'opium, six bols à prendre de deux en deux heures, le reste *ut suprà.*

Troisième jour, dix-huitième d'invasion : fièvre forte et continue, facies rouge, yeux gros et injectés, langue rouge et peu humectée, épigastre douloureux, surtout à la pression, dureté, plénitude et fréquence du pouls, tendance à la moiteur, abdomen toujours douloureux, épreintes et ténesme, huit selles sanglantes dans la nuit. *Prescription :* eau gommée, saignée du bras xij, huit grains d'ipéca, deux de calomel, demi d'extrait gommeux d'opium, continuation des autres moyens auxiliaires.

Quatrième jour, dix-neuvième d'invasion : la fièvre a complétement cédé, et l'apyréxie est parfaite depuis dix-huit heures. Le facies abattu, et anxieux, a repris son expression naturelle, la peau est bonne, le pouls normal, la douleur épigastrique a cédé, la langue est encore rouge, plus de soif, abdomen indolore, plus de gargouillements ni de ténesme, le malade n'a eu que deux selles toujours de même nature.

Cinquième jour, vingtième d'invasion : même état d'amélioration. Crême de riz, six grains d'ipéca, deux de calomel, un demi grain d'extrait gommeux d'opium, continuation du reste.

Sixième jour, vingt-unième d'invasion: pas de selles, trois grains d'ipéca, un de calomel, un quart de grain d'extrait gommeux d'opium; deux bols, un le matin, un le soir, panade à l'œuf, un quart œuf et riz crevé.

Amélioration soutenue; rétablissement confirmé, sorti, sans avoir perdu beaucoup de ses forces après treize jours d'hôpital.

Je pense que ce cas de dysenterie ne me sera pas contesté, il s'offre sous le génie inflammatoire, il a exigé l'eau gommée, plus de modération dans le calomel (gastrite), l'emploi des sangsues et de la saignée (force, jeunesse et diathèse phlogistique des plus prononcées).

Dira-t-on qu'il a guéri par les antiphlogistiques qu'après l'ipéca et avant la saignée du bras, les selles ont été le second jour plus fréquentes que le premier? A cela je répondrai que je n'ai pas, dans l'article déjà cité sur la dysenterie, proscrit les émissions sanguines, au contraire, je les ai recommandées dans les cas comparables à celui-ci. Mais en même temps, remarquez-le, et je tenais à le prouver à ma clinique, l'ipéca et le calomel ont été supportés, on peut même dire qu'ils ont guéri malgré l'*élément inflammatoire* qui prédominait chez Albat. Ce qui nous prouve que la dysenterie *dans les nuances les plus franchement inflammatoires et sanguines* (1), présente encore un génie (2) qu'il faut comprendre, sans quoi les

---

(1) Peut-être que quand M. Cornuel, déjà cité sera plus ancien à la Guadeloupe, il commencera à s'apercevoir que la dysenterie de ce pays n'est pas aussi *exclusivement* inflammatoire qu'il le pense aujourd'hui; d'ailleurs en fut-il ainsi je ne doute pas le moindrement qu'il ne s'aguérisse à un emploi plus étendu de notre méthode. Cependant il se pourrait faire que ce traitement fut moins héroïque aux Antilles qu'à la Guiane, ou que les médecins *peu disposés* à le généraliser, le missent *volontiers* en question; alors je m'en consolerai par l'idée que, ne fut-il bon *que pour la Guiane*, j'aurais encore rendu service à l'humanité, doté ce pays, qui ne s'effacera jamais de mes souvenirs, d'un bienfait qu'il a déjà su apprécier. Voici ce que m'écrit M. Héraud, chirurgien major de la Béarnaise, goëlette de l'état : Monsieur Lemaître, avocat, me charge de vous faire agréer ses affectueux souvenirs et de vous apprendre que votre traitement contre la dysenterie *dont il est enthousiaste*, lui a parfaitement réussi sur une négresse qui, *depuis longtemps*, était atteinte de cette maladie. — Ainsi, ce traitement, empiriquement employé par des personnes étrangères à notre art, réussit encore !

(2) Ce génie n'est autre chose que la lésion *fonctionnelle*; qu'on en tienne compte *autant* que de l'altération du tissu, et ce sera un véritable progrès thérapeutique.

Dans la dysenterie, il faut prendre en sérieuse considération trois choses principales, je veux parler de l'inflammation du gros intestin (phénomène radical et constant), de la lésion *vitale*, enfin des complications plus ou moins éloignées, soit que celles-ci aient le caractère *anatomique*, ou simplement *fonctionnel*.

antiphlogistiques seuls font attendre, dans ces mêmes cas, longtemps la guérison et ne la procurent pas toujours.

4me *Observation.* Macé, fusilier, vingt-six ans, département de la Seine, constitution mixte, tempérament lymphatique, un an de colonie.

Commémoratifs : depuis un mois environ, époque de son départ de Cayenne, pour un détachement, ce militaire était pris de diarrhée, il avait quatre, cinq à six selles par jour, sans douleurs abdominales ; mais les forces étaient épuisées, l'appétit nul, lors qu'il y a cinq jours, les selles devinrent sanguinolentes, leur nombre porté à vingt par vingt-quatre heures, en même temps que de fortes épreintes les précèdent et qu'un douloureux ténesme les accompagne ; à ces symptômes s'ajoutent maintenant :

Premier jour, *trentième* d'invasion : barre douloureuse de l'abdomen, gargouillements continuels, peau sèche et chaude : pouls petit, faible, et fréquent, facies abattu, forces entièrement prostrées. *Prescription* : eau de riz gommée, opiacée, potion morphinée un demi-grain, lavement *composé*, frictions opiacées, bains de siége, flanelle sèche, et enfin, ipéca huit grains, calomel quatre, opium un demi grain.

Deuxième jour, trente-unième d'invasion : seulement deux selles dans la nuit, épreintes et ténesmes amoindris, sentiments de mieux être. *Même prescription.*

Troisième jour, trente-deuxième d'invasion : deux selles dans les vingt-quatre heures, nulle douleur abdominale, plus de ténesme. *Même prescription.*

Quatrième jour, trente-troisième d'invasion : une seule selle, les matières s'épaississent, six grains d'ipéca, trois de calomel, un demi d'opium, panade à l'œuf.

Cinquième jour, trente quatrième d'invasion : une selle encore plus consistante, mieux rapide et étonnant, quatre grains d'ipéca, deux de calomel, un demi d'extrait gommeux d'opium, trois panades à l'œuf.

Sixième jour, trente cinquième d'invasion : une selle, ipéca trois grains, calomel un, extrait gommeux d'opium un quart de grain ; un bol le soir.

Jour suivant : maintenu le sujet à l'usage du dernier bol prescrit, augmenté progressivement le régime ; sorti complétement guéri le dixième jour de son entrée.

Cela n'est-il pas admirable ! le traitement par les sangsues a-t-il jamais procuré, *entre les tropiques*, de pareils succès !

Enfin, et pour terminer une exposition toujours sèche et fastidieuse, quand on la prolonge trop longtemps ; voici venir un cas de diarrhée, datant de plus de deux ans, guéri par les moyens qu'on se plaît à appeler *empiriques*, malgré que nous les ayons appuyés de raisonnements quelque peu solides dans l'article dont nous avons déjà parlé.

5me *Observation*. En résumé : Blanc, fusilier, trente-trois ans, département de Loir-et-Cher, constitution médiocre, tempérament lymphatico-sanguin, a été aux Antilles, d'où il rapporte la diarrhée chronique, habite Cayenne depuis un an, toujours avec cette maladie.

Ici les bols d'ipéca devaient échouer d'après les errements, que nous avons tracés, aussi manquent-ils leur effet, tandis qu'on voit tarir des selles nombreuses de quatre à six par vingt-quatre heures, après vingt-huit jours d'un régime consistant en œufs, poisson grillé et riz dur, le traitement se composant d'eau de riz simaroubée (fortement vers la fin), et de bols composés avec un gros d'extrait de simarouba et de ratanhia, extrait de genièvre deux gros, extrait d'opium six grains ; faites soixante bols, à prendre, deux le matin, à midi et le soir. Disons qu'à cette médication nous avons ajouté les bains de vapeurs sulfureuses.

Nous avons, avant de prononcer l'*exeat*, essayé longtemps le sujet par un régime fortement substantiel. La guérison s'est maintenue, il n'a plus reparu à l'hôpital.

Pour comprendre l'intérêt de cette observation, il faut la confronter avec la fin de notre article cité sur la dysenterie(1). Il y aurait pour nous fati-

---

(1) Voir la page 41.

gue et pour le lecteur nul intérêt à nous étendre davantage sur cette observation. On voit que la médecine dite du *quitte ou double* a quelquefois son application, nous avions longtemps pensé le contraire, et si nous en convenons aujourd'hui, c'est que nous sommes converti à une meilleure philosophie médicale. Notre histoire est celle de beaucoup de jeunes médecins, en général, trop accessibles à l'esprit de système, esprit brillant, mais perfide pour l'humanité.

A côté de ces cinq observations, recueillies (1) par M. Auguste Roux de Rochefort, j'en pourrais faire figurer un grand nombre d'autres prises dans mon propre service ou empruntées à MM. les chirurgiens chargés du service des noirs. Leur clientelle et la mienne viendraient encore grossir cette accumulation de cas toujours heureusement terminés, mais aller au-delà serait dépasser les limites d'un simple compte-rendu.

Pour corroborer des résultats déjà si importants et qui suffiraient à eux seuls pour faire prédominer sur une thérapeutique trop *absolument débilitante*, la méthode curative que j'ai fait connaître, figurent encore comme avantages immenses le séjour très court que font les hommes à l'hôpital, le maintien de leurs forces, sous une influence qui tend sans cesse à les déprimer; l'économie presque absolue des sangsues, agent thérapeutique rare et fort dispendieux dans les colonies; enfin

(1) Dans mes salles.

et parce qu'on me reprocherait peut-être de mettre trop en saillie une médication que je suis le premier à suivre et à modifier, comme praticien français, je signalerai, pour dernier avantage, celui d'un traitement qui ne fatigue et n'ennuie pas les malades, comme quand on use des sangsues, en même temps qu'il assujétit moins les infirmiers ; car il dispense encore d'un aussi grand nombre de lavements et de bains de siége, qu'en suivant la méthode contraire, et les fomentations, d'ordinaire mal entretenues, troublant le repos et le sommeil des malades, sont fréquemment remplacées par une flanelle sèche, après les embrocations pratiquées avec la pommade opiacée.

Je me suis, au reste, trop souvent étendu sur la dysenterie, dans mes précédents rapports, pour élaborer encore une longue thèse à ce sujet, et je me flatte que les succès que mes collègues et moi avons obtenus en suivant ce nouveau mode de traitement, suffiront pour fixer l'attention de ceux qui, dans leurs études, mettent en première ligne la thérapeutique, seule branche de la science que les médecins isolés, surtout ceux des colonies, puissent cultiver avec fruit.

Qu'on y fasse attention, la mortalité a toujours, par la dysenterie, été grande dans nos colonies, plus que la fièvre jaune ; elle a décimé nos marins. Le traitement antiphlogistique, si rationnel dans le langage scholastique, a-t-il eu des succès depuis plus de quinze ans qu'il est habilement manié par les officiers de santé qui desservent nos grands hôpitaux coloniaux? Il est au moins temps d'en douter et de le mettre en question, si c'est d'une manière *absolue* qu'on prétend nous le faire adopter.

Quand une doctrine paraît, quand un système veut se produire en médecine, il faut, en général, ne lui accorder que la valeur d'une idée vaste et philosophique, et savoir, par avance, que bien que la conception nouvelle puisse embrasser un plus grand nombre de faits que celles qui tour à tour ont prévalu, il est impossible qu'elle les résume en totalité. S'il est vrai que toute règle comporte et veut, pour ainsi dire, des exceptions, c'est en médecine que cet adage doit recevoir la plus vaste application. Dans notre science, en effet, la règle et l'exception sont sœurs jumelles, et se ressemblent à un tel point qu'on peut facilement les confondre. Le meilleur médecin sera donc celui qui commettra le moins souvent cette méprise.

Mais ne nous laissons pas entraîner à des hors-d'œuvre, et disons, pour clore les remarques, que nous avions encore cette fois-ci à faire sur la dysenterie, que dans les cas où il y a, pour ainsi dire, plus de selles et de coliques que d'inflammation et de ténesme, on peut se passer entièrement des sangsues et des applications humides; qu'au contraire, lorsque les signes de phlegmasie, soit locaux, soit généraux, prédominent sensiblement, il faut ajouter à notre formule les sangsues, et avec sobriété et un *grand discernement* la saignée du bras.

Qu'y a-t-il, du reste, d'étonnant qu'une médication, représentée par trois médicaments reconnus spécifiques pour la dysenterie, *guérisse à merveille* cette maladie ! On ne me contestera pas cette proposition en ce qui concerne l'opium et l'ipéca. Sera-ce le calomel qu'on accusera d'être un moyen *par trop empirique?* Mais ne sait-on pas *que ce sont les meilleurs !* D'ailleurs je renvoie ceux qui veulent des autorités imposantes, pour appuyer et justifier l'emploi du proto-chlorure de mercure dans la dysenterie à l'article calomélas du dictionnaire de médecine, ou répertoire général des sciences médicales. Le savant et érudit M. Dézeymeris leur rafraîchira la mémoire de quelques grands noms dont l'autorité pourra les réconcilier avec l'admirable panacée anglaise.

Oui, en usant de ce traitement, nous avons guéri la dysenterie de toutes les formes, la simple diarrhée, les évacuations auxquelles nous avons cru devoir appliquer l'expression de cholérine; les sexes et les âges ont pu, sans fournir d'indications spéciales, être confondus dans le *bienfait d'une admirable formule* : qu'on se rappelle que nous l'avons empruntée . . .

Puissent les résultats que nous produisons ici fixer l'attention de M. l'Inspecteur général du service de santé, dont nous sommes incapable de tromper la religion. D'ailleurs ce n'est point dans l'*ombre* d'une clientelle civile que nous avons agi, mais bien *au grand jour*, et entouré d'yeux quelquefois sévères : nos documents sont donc on ne peut plus officiels.

EXTRAIT

DE LA CLINIQUE DU DOCTEUR SÉGOND.

(2e semestre 1835).

Par M. AUGUSTE ROUX, de Rochefort.

Comme les années précédentes, la dysenterie s'est montrée fréquente, souvent intense et revêtue des caractères les plus variés. Mais je suis heureux de le dire, pas un cas n'a été mortel, et depuis quinze mois, M. le docteur Ségond n'a pas perdu un seul dysénterique. Ce semestre, cinquante-trois ont été traités par lui.

Sur ces cinquante-trois malades, quarante-un offraient la maladie à l'état aigu ; chez les douze autres elle était chronique. Tous n'ont pas été aussi gravement atteints, et dans mes notes, se trouvent les documents suivants : quatorze dysenteries très intenses, dix-sept moyennes, dix légères; voilà pour les aiguës ; quant aux chroniques deux intenses, sept moyennes, trois légères.

Si la mortalité a été nulle, les rechûtes ont été

excessivement rares, et toutes, sans exception, représentées par des militaires qui, à peine sortis de l'hôpital, ont été soumis sans précaution aucune aux causes morbides qui les avaient fait chûter naguères. Le séjour à l'hôpital a été court, et terme moyen, n'a pas dépassé quinze jours. Telle est la rapidité avec laquelle la maladie a été enrayée et guérie, qu'à peine si les individus atteints ont eu, dans les cas les plus graves, le temps d'offrir ces caractères extérieurs, qui transforment en cadâvres vivants les dysentériques de long cours.

Si nous consultons les tables nécrologiques de l'hôpital de Cayenne (j'en ai fait le relevé avec le plus grand soin, depuis l'année 1817), nous verrons que de quinze à dix-sept militaires ou marins, y succombaient chaque année à la dysentérie ; à ce nombre, il faut ajouter celui à peu près égal des individus atteints de la maladie passée à l'état chronique, qui, chaque année étaient évacués sur France, où la mort ne tardait pas à les frapper. Nous arrivons donc à la démonstration de ce fait, que la garnison et la station navale de Cayenne perdaient annuellement de vingt-cinq à trente hommes.

Depuis l'heureuse innovation de M. le docteur Ségond, tout a changé de face, et pas un seul revers dans l'espace de quinze mois n'est venu à Cayenne, sur une terre classique de la dysenterie se rattacher à ce nom jadis néfaste entre tous.

La formule employée par M. le docteur Ségond, a été par lui exposée avec détails, dans plusieurs comptes rendus, soumis à M. l'Inspecteur-général du service de santé, et insérés dans le *Journal hebdomadaire de Médecine et de Chirurgie pratiques*. Je crois donc inutile d'y revenir, et de retracer une thérapeutique qu'il a décrite lui-même avec les plus grands détails. Unanimement adoptée à la Guiane et par les médecins, et par la population, les pilules de calomel, d'ipéca et d'extrait gommeux d'opium, sont chaque jour employées avec succès contre la colite, et la reconnaissance publique les a décorées du nom de *Pilules de Ségond*.

En face d'une aussi éclatante réussite, d'un succès basé, sur une expérience si bien assise si unanimement reconnue et proclamée, il me semble que nul ne saurait aujourd'hui révoquer en doute l'efficacité du traitement que M. Ségond a dirigé contre la colite. J'ai été longtemps à me rendre à cette manière de faire; j'ai longtemps douté, imbu que j'étais des principes exclusifs de la médecine physiologique, je fus, je l'avoue, effrayé de voir, pour la première fois, le calomel et l'ipéca opposés à une maladie contre laquelle les antiphlogistiques me paraissaient seuls devoir obtenir quelques succès. Bientôt mon horreur classique fit place au scepticisme, aujourd'hui ma foi est entière, ma conviction profonde.

J'écris ces lignes sans prévention, rien de personnel ne s'y rattache, je le fais pour rendre hommage à la vérité et porter, encore une fois, à la connaissance du plus grand nombre possible, un fait thérapeutique dont une application large et consciencieuse promet à l'humanité un résultat immense. Extirpez la dysenterie de nos Antilles, de notre Sénégal et vous aurez arraché ces contrées à leur plus cruel fléau. Bien plus que la fièvre jaune, la dysenterie décime les Européens qui viennent habiter les régions équatoriales. Donner les moyens de la combattre efficacement est d'un bienfaiteur de l'humanité. — M. le docteur Ségond l'a fait.

On aime à retracer une pareille histoire, à annoncer un semblable fait; on s'en félicite et pour l'homme qui l'accomplit et pour l'humanité qu'il soulage. En face d'une telle chose, le médecin, l'homme consciencieux et philantrope ne peut manquer d'élever la voix, peu lui importe que ce qu'il vient annoncer coordonne ou combatte telle ou telle doctrine, tel ou tel système. Pour le bien du malade il faut laisser les arguties de l'école, quand l'expérience parle les théories doivent se taire, car les choses qu'elle juge sont jugées sans appel.

DOCUMENTS

EXTRAITS DES RAPPORTS MENSUELS FAITS AU MINISTRE DE LA MARINE,

Par MM. les médecins et chirurgiens en chef de nos Colonies.

MARTINIQUE.

Nous avons employé avec succès, dans deux cas, les pilules composées d'ipéca, de calomélas et d'opium, recommandées par M. l'Inspecteur général du service de santé. La maladie, combattue d'abord par les antiphlogistiques, s'est terminée promptement sous l'influence de cette médication, et nous pensons que ce moyen convient beaucoup dans la dysenterie, surtout quand l'inflammation a été en grande partie détruite, et qu'il ne reste plus qu'une diarrhée.

A Saint-Pierre, Martinique, 1er novembre 1835.

Signé,

BERNARD, prévôt de l'hôpital.
MOURAILLE, chirurgien de première classe.
CATTEL, médecin en chef.

— Une diète sévère, des applications de sangsues à l'épigastre, sur l'abdomen, à l'anus, sur la région de la vessie, selon les indications, en un mot, partout où il y a douleur; les bains, les demi-bains chauds et prolongés le plus possible; les cataplasmes, les fomentations et les demi-lavements émollients; des boissons adoucissantes et mucilagineuses sucrées, prises en très petites quantités à la fois; tels sont les principaux moyens à l'aide desquels, quand le malade est docile, on parvient à dissiper l'inflammation; c'est alors que les pilules composées d'ipéca, de calomel et d'opium terminent très bien la maladie; mais il faut nécessairement détruire la phlegmasie intestinale par les antiphlogistiques avant d'administrer ce médicament composé, autrement on aggraverait le mal.

Pointe à Pitre, 2 novembre 1835.

Les mêmes.

GUADELOUPE.

Nous avons commencé à expérimenter la méthode curative de M. le docteur Ségond, selon les intentions de M. le Ministre de la Marine. Nous avons eu un trop petit nombre de malades soumis à ce traitement, pour donner les résultats obtenus. Cette médication, nous devons le dire, a beaucoup amoindri, dans les cas chroniques surtout, la gravité du mal.

Pointe à Pitre, 1er novembre 1835.

Signé,

BRETTE, prévôt de l'hôpital.
PERRA, chirurgien en chef.
VANAULT, médecin en chef.

D'après la méthode anglaise, signalée par M. le docteur Ségond, et recommandée aux médecins des Antilles par M. l'Inspecteur général du service de santé, nous avons fait un fréquent usage de l'ipéca uni au calomel et à l'opium. Bien que nous n'en ayons point retiré des avantages constants, nous pouvons cependant attester que ce moyen est un puissant modificateur de la vitalité intestinale, et qu'il doit être essayé dans la plupart des dysenteries chroniques.

Mais il exige de l'attention et de la réserve, car il détermine souvent des accidents, tels qu'une salivation abondante et rebelle, de violentes coliques, de vives douleurs à l'estomac, des vomissements, des spasmes, etc., tous symptômes qu'il est quelquefois difficile de réprimer, et qu'on doit prévenir autant que possible.

Basse-Terre, 1er janvier 1836.

Signé,

Gonet, chirurgien en chef.

Cornuel, médecin en chef.

Hopital de la Trinité.

Le nommé Sicard (J. P.), dit Piaroche, entré à l'hôpital le 13 décembre 1835, pour cause de dysenterie (il y avait déjà huit jours qu'il en était atteint lors de son entrée), éprouvait les symptômes les plus graves de cette dangereuse maladie. Comme le sujet était vigoureux, et arrivait de France depuis quinze jours au plus, qu'il était d'un tempérament éminemment sanguin, je lui fis une saignée du bras et l'application de vingt sangsues au siége, ce qui fit tomber la fièvre et calma les coliques atroces qu'il éprouvait depuis plusieurs jours. Le lendemain, je lui fis prendre la première dose du remède de M. le docteur Ségond, suivant sa méthode, ce qui sembla, les trois premiers jours de son administration, diminuer la fréquence des selles; le quatrième jour, il eut un fort accès de fièvre, les selles changèrent de caractère, le ventre devint météorisé et très douloureux, la langue sèche, aride et recouverte d'un enduit brunâtre, la voix devint faible, le pouls vif et petit, les yeux ternes et chassieux, délire constant. D'après tous ces accidents, je cessai l'administration de ce remède, pour revenir aux dérivatifs rubéfiants et aux amères; cette dernière médication eut un résultat fâcheux, tous les accidents adynamiques et ataxiques augmentèrent d'intensité, et le malade est mort dans le dernier état de l'adynamie, huit jours après son entrée à l'hôpital, et le seizième de l'invasion de sa maladie.

L'autopsie a présenté : le péritoine un peu phlogosé, surtout vers la partie inférieure de l'abdomen, l'estomac un peu enflammé vers son ouverture pylorique, le foie de couleur lie de vin, ses vaisseaux gorgés d'un sang très noir et très épais, la vésicule du fiel pleine d'une bile d'un vert très foncé et visqueuse, et remplie de granulations; le pancréas dans l'état normal, ainsi que la rate; le duodénum très phlogosé, et toute la muqueuse imprégnée d'une bile d'une couleur très foncée, et huit vers lombrics dans son étendue; le colon aussi phlogosé, surtout vers sa portion ascendante; les autres portions du tube intestinal presque dans l'état normal, hors le rectum, qui était aussi très enflammé, et présentait plusieurs ulcérations près son extrémité anale. La tête et la poitrine n'ont rien offert de particulier.

D'après la note de M. l'Inspecteur général de notre service, deux hommes atteints d'une dysenterie aiguë, et deux de dysenterie chronique, ont été traités d'après la méthode de M. le docteur Ségond. Ce mode de traitement a réussi sur trois de ces individus; on vient de lire l'histoire et l'autopsie de celui qui a succombé (1).

Trinité, 1er janvier 1836.

Signé,

D., chirurgien.

N., médecin.

---

(1) Je ne pense pas qu'on doive considérer cette observation comme se rattachant *uniquement* à la colite; à moins qu'on ne veuille

Deux dysenteries chroniques ont cédé à l'emploi du remède du docteur Ségond, employé selon sa méthode.

A la Trinité, 1er mars.

Signé,

D., chirurgien.
N., médecin.

---

regarder les nombreuses complications *anatomiques* qui se rencontrent ici comme le résultat du traitement par l'ipéca et le calomel, ce qui serait on ne peut plus injuste à côté des cas nombreux qui se sont heureusement terminés sous l'influence de cette médication.

En raccourci, cet homme avait huit jours de maladie, peut-être plus, car il a présenté des *ulcérations* au rectum. Cette circonstance (des huit jours) devait contre indiquer la saignée, j'en ai plus haut donné la raison. Il fallait donc ici couvrir *le trajet du colon* de sangsues, en mettre de soixante à cent en fer à cheval sur l'abdomen; puis les faire couler *incessamment* au siége jusqu'à la chûte de l'inflammation. Plutôt aussi, il fallait recourir aux dérivatifs rubéfiants. Alors, *peut-être*, nos pilules eussent *jugulé* la lésion fonctionnelle. — Dans tous les cas, le traitement que je m'efforce de faire prévaloir n'a pas la vertu de guérir, sans coup férir, une *grave* dysenterie *déjà vieille* et compliquée de gastro-duodéno-hépatite, voire même de *péritonite*; circonstance qui se rencontre ici. — Je ne veux pas blâmer l'auteur de cette observation, seulement je veux faire ressortir que tout essai de cette nature ne saurait être qu'infructueux pour le malade comme il l'est pour saper et détruire le mode de traitement dont il s'agit.

Dans tous les cas, et encore une fois guérissez, par l'emploi *absolu* de la méthode antiphlogistique tant que vous le pouvez, seulement, quand celle-ci se montre insuffisante, vouez vous à d'autres moyens, sortez de votre sommeil, par trop *physiologique*....

DERNIÈRES CONSIDÉRATIONS

RELATIVES A CE QUI PRÉCÈDE.

Nous venons d'exposer toutes les pièces du procès, qu'on veuille bien avec nous maintenant, en faire une espèce de récapitulation.

On voit que dès 1833, c'est-à-dire peu de temps après que je fus chargé du service de santé à Cayenne, je signalai l'impuissance du traitement antiphlogistique *comme méthode absolue*, et cependant, je puis le dire, je fus dans cette colonie, le médecin qui préconisa avec le plus de ferveur ce mode thérapeutique, qui, pour procurer tous les avantages dont il est susceptible demande un complément de moyens que j'ai rarement vu mettre en usage, de là beaucoup moins de succès que n'en procure ce traitement, quand on en fait l'application avec la sollicitude convenable, et d'une manière *minutieuse*.

Cependant, tous les malades ne pouvaient guérir par cette formule, à quelque dégré de perfection que nous l'eussions alors portée. Certains cas, à forme essentiellement *bilieuse* ou *séreuse*, et compliqués d'un mode de vitalité plus ou moins insolite, résistaient à l'emploi le mieux dirigé de nos moyens de médications. En face d'une difficulté, aussi grande à surmonter, j'en référai à des hommes plus versés que moi dans la pratique, et surtout haut placés par leurs fonctions médicales. Aucun conseil ne m'ayant été donné, j'avisai par moi-même au moyen d'arriver à la solution d'un problême, que je considérais comme le plus important de tous ceux qui m'étaient offerts par le génie du climat où j'exerçais.

Une occasion s'étant présenté d'aller visiter les colonies anglaise et hollandaise de la Guiane, je sollicitai M. le gouverneur Jubelin à autoriser ce voyage en faveur de la médecine, comme il l'avait prescrit pour des progrès et des améliorations d'un autre genre (1). Satisfait dans cette demande, je n'eus plus en vue que de la justifier, et je me flatte que l'expérience prouvera que je n'étais pas mal inspiré.

Le jour de mon arrivé à Démérary, j'obtins du gouverneur de cette colonie l'autorisation de voir et de m'informer de tout ce qui pourrait intéresser la chose médicale. Alors, mon très digne confrère, le docteur Melville, chef de l'hôpital militaire, déploya en ma faveur une urbanité et une courtoisie dont je conserve le plus agréable souvenir.

Quel fut mon étonnement, relativement à la

(1) MM. Soleau et Lagrange, le premier comme ingénieur, le second comme habitant sucrier, ont de cette mission rapporté des documents considérés comme une acquisition importante pour la Guiane.

question qui nous occupe, quand on mit sous mes yeux un chiffre de *quatre cents dysentériques*, ne comportant que *quatre decès* !

Je dus me récrier, dire à mon collègue qu'il me mystifiait, ou qu'il était plus *physiologiste* que tous les médecins Français; car, *nota bene*, il ne pouvait *ce jour là*, m'entrer dans la tête qu'on arrivât à un tel résultat, par ce que je savais, ou croyais savoir de la médecine anglaise. Calmez-vous, mon cher ami, me dit le bon docteur Melville, puisque vous devez passer quelques jours ici, vous aurez, n'en doutez pas, l'occasion de nous *voir faire*; et, si nos documents, qu'on ne saurait avoir improvisés pour vous abuser sur le résultat de notre pratique, vous semblent suspects, vous reviendrez de cette prévention au lit du malade.

Effectivement, dans l'espace de *dix jours*, j'ai vu entrer, guérir et sortir, plusieurs hommes très fortement atteints, offrant les signes les plus intenses de la colite ! Plusieurs furent saignés, tous prirent l'ipéca, par la méthode d'Helvétius, reçurent l'huile de ricin ; et enfin, ces pilules d'ipéca, de calomel et d'opium, auxquelles on répugne tant chez nous à accorder des lettres de naturalisation !

Frappé de ce que je venais de voir à Démérary, je combattis pourtant encore longtemps l'*évidence des faits* ; tant une première éducation, une croyance dans laquelle on a été bercé pendant longues années, exerce sur nous d'empire, nous retient dans les langes de la prévention !

Qu'on remarque, en preuve de l'opposition que je dus faire à la formule anglaise, *que je n'y ai point entièrement adhéré ;* que la saignée (1) du bras, je ne l'emploie que dans un petit nombre de cas ; que l'huile de ricin, je ne l'ai *jamais* administrée ; enfin, qu'en acceptant des anglais leur ipéca à la brésilienne, et leurs pilules de calomel et d'opium, Je n'ai pas renié les antiphlogistiques, puisque, au contraire, je commence presque toujours par eux la médication.

On voit donc qu'une réticence invincible m'a empêché d'aller jusqu'au bout dans l'imitation de la pratique anglaise : je n'ai pu m'empêcher de la *mitiger*, de l'*abâtardir* ; ai je bien ou mal fait ? C'est à l'expérience de ceux qui adopteront dans son entier la formule britannique à prononcer sur ce point.

Pour moi, j'ai eu à traiter, du 1er janvier au 20 novembre 1835, cent neuf cas de dysenterie ou diarrhée, et n'ai pas perdu un seul homme. Pour rencontrer un décès, je l'ai dit, il faut remonter

(1) Nos soldats sont en général moins forts, moins sanguins et plus essentiellement nerveux que les soldats anglais, de là l'indication moins fréquente de leur ouvrir la veine, surtout dans les régions équatoriales dont l'influence est si profondément débilitante !

au 29 octobre 1834. Dans le mois de décembre de l'année 1835, ni jusqu'au 15 janvier de l'année 1836, il n'était encore mort personne; ce qui prouve, en ajoutant le chiffre des deux derniers mois de 1834, de décembre 1835, et de janvier (première quinzaine 1836), qu'environ cent cinquante malades n'ont pas fourni un seul mort; donc, pendant quinze mois, et peut-être plus, puisque nous n'avons pas encore appris qu'un malade ait succombé, la tombe a été fermée pour les dysentériques!

Je le demande, quelles sont les arguties théoriques auxquelles on puisse désormais recourir pour protester contre un *modus faciendi* qui procure de tels résultats!

Étonné d'une solution si heureuse, M. l'Inspecteur général de notre service n'a pas hésité à en instruire les officiers de santé qui exercent dans les colonies. Dans l'empressement qu'il a bien voulu mettre à propager une formule, à laquelle il attache lui, M. Keraudren, *de grandes espérances*, il ne pouvait malheureusement pas encore l'accompagner des développements dont nous sommes venu plus tard la soutenir et l'étayer.

Espérons, aujourd'hui, que cette méthode, qui se présente sous un aspect plus didactique et plus rationnel, sera mieux comprise et partant mieux accueillie.

C'est à regret que je fais ressortir ici le peu d'identité qui existe entre la lettre (1) que m'écrivait à Cayenne M. Cornuel, médecin en chef à la Guadeloupe, et la réponse que plus tard il fait au ministre, qui lui avait demandé son avis et les résultats de son expérience touchant ma manière de traiter la dysenterie. Certes, j'estime que c'est en conscience qu'un homme aussi honorable et aussi instruit que celui que je viens de citer, a formulé et la lettre qu'il m'adressait et le rapport fait au ministre (2). Mais dans le compte *officiel* qu'il reud de ma formule, je veux parler de la formule anglaise, n'a-t-il pas confondu les *résultats heureux* qu'il m'annonçait, et qu'il avait *lui-même* obtenus avec les *déceptions* où *d'autres* seraient arrivés?

Il est vrai que mon honorable ami, M. Cornuel, dans la lettre que je cite comme étant en faveur de la prescription anglaise, s'exprime de manière à donner à entendre qu'il faut en user avec discernement et précaution; mais, avec cet avertissement, dont on ne saurait contester l'esprit judicieux, et une critique aussi vive et aussi sérieuse (3) que celle qu'il fait plus tard du même

---

(1) Voir à la page 51.

(2) Voir à la page 74.

(3) Est-ce à nous qui avons, y compris notre clientelle, traité plus de deux cents malades avec succès et sans aucun épiphénomène *thérapeutique* qu'on viendra parler en conscience des inconvé-

moyen, il y a, ce me semble, une distance infinie, s'il n'y a pas une opposition formelle, un contraste frappant.

Ne faussons pas, du reste, les conséquences qui découlent du compte-rendu de M. Cornuel, ce médecin, éminemment distingué, n'a pas manqué de s'apercevoir que notre formule représente *un puissant modificateur de la vitalité intestinale ;* et qu'elle doit être essayée dans la plupart des dysenteries chroniques.

Dans la lettre que m'écrivait M. le médecin en chef de la Guadeloupe, et dans le rapport qu'il adresse plus tard au ministre, se rencontrent, selon moi, deux erreurs (1) ; je m'explique.

Dans sa lettre M. Cornuel dit que les dysenteries qu'il observe à la Basse-Terre, ne sont que des inflammations pures et simples *du gros intestin et de la fin de l'iléon.* On a déjà vu que

nients graves et nombreux qui suivent l'emploi des pilules d'ipéca, de calomel et d'opium ? Si mes collègues de Cayenne, qui ont guéri autant de dysentériques que moi par la méthode critiquée, avaient sous les yeux le paragraphe où elle est fortement mise en question, ils en éprouveraient certes plus d'impatience et d'irritation que moi, qu'une bonne et sincère amitié ramènera toujours à Monsieur Cornuel, s'il trouve la défense aussi légitime que l'attaque.

(1) Je le redis encore : je professe pour le caractère et le talent de M. Cornuel la plus haute estime, mais est-ce à dire que les *faits* et ma conviction doivent céder à ce sentiment ? — *Amicus Plato, sed magis amica veritas.*

cela m'avait surpris, peu habitué que je suis à rencontrer cette bénignité, cette *unité de lésion*, dans les dysenteries équatoriales. Je ne veux point entrer dans une longue discussion, mais pour rétablir les faits selon mon observation et celle de plusieurs de mes confrères, je ferai parler ici M. Catelle de la Martinique.

« Il est digne de remarque, que sur *trente* « dysentériques admis dans notre hôpital pen- « dant le mois de janvier (1836), *vingt-trois* ont « offert la complication de l'*hépatite*, dont dix- « sept ont été traités avec succès. Les hépatites « aiguës sans complications, se sont terminées « par résolution. Les saignées générales et loca- « les, réitérées selon les cas; et vers la fin, quel- « quefois un sinapisme ou un vésicatoire sur l'hy- « pocondre droit, ont opéré la guérison de « cette maladie. Nous n'employons ordinaire- « ment ce moyen, que lorsque la fièvre a été « détruite par les émissions sanguines, et que « l'inflammation du foie est moindre que celle « produite par le vésicatoire. Le septième indi- « vidu qui a succombé, était aussi atteint de la « *gastro-colite*, mais compliquée de *péritonite*. »

De quel prix n'est point une pareille observation, et quel poids ne donne-t-elle pas à l'opinion que j'ai depuis longtemps émise sur la complication *hépatique* de nos dysenteries de Cayenne! Ici cinq autopsies sont venues confirmer cette importante remarque; le malheur est grand, mais quelle lumière pour l'avenir ; quel argument en faveur du calomel appliqué au traitement de la dysenterie des pays chauds ! (1)

Ainsi donc, à trente lieues de la Guadeloupe, la dysenterie peut, je veux bien qu'il n'en soit pas toujours ainsi, s'accompagner de pareilles complications, tandis qu'à la Basse-Terre, cette maladie *est simple comme en Europe* ; bien que ce soit là le point des Antilles où la dysenterie soit le plus à redouter, bien que là, elle ait toujours frappé des coups plus terribles et plus nombreux qu'ailleurs (2) !

---

(1) Si j'avais eu à traiter les malades dont parle M. Catelle, j'eusse employé tous les remèdes qu'il a mis en usage ; mais j'y aurais, dès le premier instant, ajouté le calomel à l'intérieur et l'onguent mercuriel en frictions sur l'hypocondre droit. Que nous nous sommes *tous* bien trouvés d'une pareille pratique à la Guiane.

(2) Faisons encore parler M. Cornuel, et nous commenterons ensuite ses propositions.

« Après ces affections, la dysenterie est la maladie qui s'est montrée la plus fréquente. Sa terminaison a été moins heureuse, sur 1104 dysentériques admis, 70 ont succombé ; il est vrai que nous n'avons pu faire entrer en compte, faute de renseignements précis, les convalescents que nous avons renvoyés en France et qui sont morts, soit pendant la traversée, soit dans les hôpitaux de Brest après leur arrivée ; les documents que nous présentons ne sont donc point rigoureusement exacts. Mais ces résultats quelque peu avantageux qu'ils puissent paraître, sont pourtant beaucoup plus satisfaisants que ceux obtenus dans les années précédentes (suit le tableau comparatif). Il est possible (et nous sommes porté à le croire) que l'usage des eaux de pluies, substitué pour les troupes à celui des eaux de rivière, ait été en partie la cause de cette amélioration. »

Ainsi donc, la mortalité de la dysenterie a été moins élevé en 1835

Il est donc prouvé que, non loin de la Guadeloupe et de même qu'à Cayenne, la dysenterie

---

qu'en 1832, 1833, 1834. M. Cornuel se garde bien de s'attribuer ce succès et bien qu'il coïncide exactement avec son arrivée à la Guadeloupe il en fait tous les honneurs à l'eau de pluie substituée pour les troupes, à celle de rivière. Il est vrai que ce pourrait être là une source de succès *hygièniques*; mais alors la garnison aurait dû *mieux se porter* et fournir *moins de malades*. Malheureusement pour les conséquences qu'en tire M. Cornuel, il en est tout autrement; faisons parler le chiffre de ses dysentériques :

En 1832 = 1111;	en 1833 = 1034;	en 1834 = 1079;	en 1835 = 1104
morts : 95	151	111	70

Puisqu'aujourd'hui, moins que jamais, on n'admet pas d'effet sans cause qu'on nous permette d'en chercher une un peu plus probable, quelle que soit la part qu'on nous fasse dans cette investigation.

Monsieur Cornuel passe à Cayenne, en mars ou avril 1835, alors que j'étais en *pleine croyance* d'une méthode dont on connait maintenant l'avantage. D'en faire part à mon honorable confrère, de l'engager à en tenter l'essai à la Guadeloupe fut un soin dont je m'acquittai d'une manière peut-être *importune*, tant l'humanité me criait de propager une chose précieuse, tant je désirais voir M. Cornuel obtenir des succès dans le poste élevé où ses talents l'ont appelé de bonne heure. Certes je ne fais pas l'injure grossière à un homme qui m'a précédé dans la carrière et qui y a obtenu d'honorables succès de lui avoir tracé son plan de conduite médicale; mais je le demande en conscience au lecteur, ne suis-je pas autorisé à revendiquer en faveur de la méthode que j'ai adoptée, une fraction des résultats obtenus par M. Cornuel !

Qu'on le remarque encore, c'est dans l'année 1835, que notre confrère m'écrit qu'il a obtenu *de grands avantages* par le moyen indiqué. Il dit textuellement : lorsque la réaction n'existe plus sur le système circulatoire, votre traitement fait merveilles, je vous remercie de me l'avoir fait connaître.

Dans son compte rendu au Ministre, il convient que ce traitement,

se complique fréquemment de gastrite et d'hépatite. Voyons maintenant s'il n'y a de lésion vitale, de modification de la sensibilité, qu'alors que la maladie qui nous occupe, affecte une marche de long cours.

Je ne prétends pas dire absolument, que M. le docteur Cornuel soutienne cette dernière thèse ; mais je tiens, moi, à prouver que sous la forme aiguë, tout aussi bien que sous la chronique, la dysenterie dans une foule de cas, présente une lésion vitale ou fonctionnelle plus redoutable que l'altération de tissu.

---

dont on a fait un fréquent usage, doit être essayé *dans la plupart des dyssenteries chroniques*. Dans le rapport où je puise maintenant, il s'exprime ainsi.

« Un seul cas de dysenterie *aiguë* a été mortel en 1835. Il est rare en effet qu'un homme, atteint pour la première fois de dysenterie, entre à l'hôpital dans un état grave : presque toujours il en sort guéri au bout de peu de temps, et par la médication la plus simple, c'est-à-dire par l'emploi des émollients et des opiacés. »

Convenons qu'il est douloureux de voir ainsi dégénérer des cas de dysenteries, *bénignes à l'état aigu*, en une colite, qui, sous la forme de la chronicité, ou si l'on veut de rechutes nées de causes incessantes, mette en défaut les méthodes usitées aujourd'hui !

Pour clore une discussion dans laquelle la science et l'humanité sont seules intéressées, disons, puisque la dysenterie chronique ou récidivée est la seule qui soit à redouter a la Guadeloupe, et que mon traitement, d'après M. Cornuel lui-même, convient dans cette occurrence (où il a beaucoup été employé), *que je suis en quelque sorte* autorisé à le faire entrer en ligne de compte dans les succès obtenus en 1835. Qu'en outre, il mérite d'être plus ou moins adopté à la Guadeloupe, comme il l'est depuis dix-huit mois, sans réserve et peut-être pour jamais, à la Guiane française.

Nous pouvons, sans faire un trop grand abus de l'analogie, considérer la fièvre dysentérique pernicieuse, comme une colite compliquée d'une lésion vitale, autrement dit nerveuse, car cette modification pathologique, nous ne saurions, nous, la considérer comme aussi *immatérielle*, que les sthaliens. Or, quels sont les moyens d'y remédier, si ce n'est avec la quinine et les opiacés, et que sont ces medicaments, s'ils ne sont essentiellement *nervins*! L'emploi efficace d'une pareille médication, et l'insuccès qu'auraient ici les sangsues, comme *premier moyen*, font, je l'espère, suffisamment saillir la lesion *fonctionelle* sur celle dite *anatomique*.

Poursuivons : Quand la dysenterie est épidémique, quand elle apparait sous les conditions du typhus, n'offre-t-elle pas un génie particulier, qui rend plus insuffisante que toute autre la méthode purement débilitante? Bientôt, lassés de cette dernière, ne voit-on pas les médecins appelés à combattre le fléau, essayer des purgatifs et de l'opium à fortes doses, c'est à-dire comme *premier moyen*, et, en général, obtenir par cette dernière prescription des résultats plus favorables? Qu'ont-ils ici en vue, si ce n'est de modifier la *vitalité* intestinale, car on ne prétendrait pas, je pense, en faisant usage de pareils remèdes, agir rationnellement sur des tissus purement et simplement enflammés! Non, la lésion fonctionelle, est le trouble de l'organisme, que le médecin instruit et pénétrant s'attache à combattre. Celui qui attendrait le cadavre pour juger du caractère vrai et essentiel de la maladie, ne l'observerait, et ne la comprendrait qu'à moitié. D'ailleurs, le cadavre lui-même peut n'offrir que des traces légères et insuffisantes pour expliquer la mort, ce qui arrive fréquemment en temps d'épidémie.

S'il n'y a pas identité d'altération vitale ou fonctionnelle entre la fièvre dysentérique pernicieuse, la colite épidémique ou typhoïde et certaines nuances de la *dysenterie équatoriale*, il faut cependant convenir que dans cette dernière se présentent des éléments morbides autres que ceux qui se formulent sous l'aspect d'une inflammation pure et vierge *de la fin de l'iléon et du gros intestin.* Ici le système nerveux, ici l'appareil biliaire, exaltés tous deux par l'influence d'un climat brûlant et saturé d'électricité, viennent ajouter à l'inflammation de a muqueuse du gros intestin. En sus de l'intervention incontestable de ces système et appareil organiques figurent encore l'estomac et l'intestin grêle, sous des influences qui viennent augmenter cette espèce de solidarité qui existe entre eux et le colon, cette sympathie devenue plusvive sous l'influence de modificateurs nouveaux et d'une énergie remarquable. De là, l'alliage fréquent de leur phlegmasie ou de leur état morbide fonctionnel avec le même mode d'altération siégeant dans la muqueuse du gros intestin.

S'il en est ainsi, et l'expérience ne l'a du reste que trop démontré, par l'insuffisance de toute méthode absolue, on conviendra qu'on ne saurait, dans une foule de circonstances, se vouer aux sangsues comme seul et unique moyen. Faites de ces animaux la base de votre traitement quand vous avez affaire à une *pure* inflammation du colon, et vous réussirez la plupart du temps. Mais lors même que la phlegmasie du gros intestin se montre exempte de toute complication étrangère à cet organe, il peut arriver que cette phlegmasie soit, si l'on peut ainsi s'exprimer, saturée par l'élément nerveux, et que l'opium s'en montre le meilleur remède; cela ne s'est il pas vu dans la dysenterie ipédique et typhoïde? Je dirai que sans avoir eu affaire à ces dernières nuances de la colite, nous avons à Cayenne, feu Victor Prus et moi, *jugulé* plus d'une dysenterie par ce procédé thérapeutique.

Je crois qu'en voilà assez pour prouver que dans la dysenterie aiguë, tout aussi bien que dans la chronique, l'*élément nerveux* ou vital, doit être pris en grande considération. J'avancerai même ici qu'on est mieux autorisé à tenir compte de cette circonstance dans l'état récent que dans celui de vieille date; attendu que dans le premier la mort, arrivant quelquefois en moins de deux à trois jours, ne laisse que de légères traces organiques; tandis que dans le second, l'altération de tissu se montre indélébile et paraît, dans la plupart des cas, avoir amené l'extinction de la vie.

Nous en avons assez dit pour conclure qu'on ne saurait traiter la dysenterie d'une manière uniforme et banale; pour, en un mot, ramener à cette pensée que la lésion vitale ou nerveuse, ainsi que des complications d'un autre genre, plus ou moins éloignées du siége primitif du mal, commandent un éclectisme éclairé dans la direction de cette grave maladie.

S'il fallait opter entre les méthodes plus ou moins usitées pour combattre la dysenterie, je répondrais :

Qu'en Europe et en temps ordinaire, c'est-à dire hors les épidémies qui naissent des accumulations d'hommes ou de certaines conditions de l'atmosphère, j'aurais recours à la méthode *antiphlogistique*.

Que dans les régions inter tropicales, au contraire, j'embrasserais la médecine *évacuante* et considerée comme plus ou moins *empirique*, attendu qu'une expérience on ne peut plus soutenue et on ne peut plus générale, de la part des Anglais, a fait prévaloir *de beaucoup* les résultats de leur pratique sur ceux que nous obtenons nous-mêmes.

En vain, nous voudrions leur contester le succès de leurs méthodes curatives, la statistique est là, dans les deux Indes, pour en démontrer l'excellence. De loin, nous sommes dans une croyance contraire, en débarquant dans leurs possessions lointaines notre logique médicale et notre philantropie s'alarment; mais bientôt, ramenés par les faits, nous adoptons comme eux le calomel et l'opium; deux médicaments que les désordres habituels du *genre nerveux* et de l'*appareil biliaire* ne pouvaient manquer de mettre à l'ordre du jour, de *naturaliser* dans ces contrées.

Voyez Victor Jacquemont, cet intéressant voyageur, dont on ne peut lire la relation sans se passionner pour son aimable naturel, pour son noble caractère; il a commencé par se récrier contre la méthode médicale anglaise. Il dit que là, dans l'Inde, c'est un usage universel que de *s'empoisonner* avec du *mercure* (1), comme faisait

---

(1) Le mercure, selon moi, est loin d'être un poison pour les Européens *au tempérament bilieux* qui vont habiter les climats intertropicaux, c'est, au contraire, pour eux une précieuse *panacée*. Voici ce que je trouve dans mon compte rendu pour le second semestre 1834.

Le tempérament *bilieux* doit être considéré comme aussi contraire à l'acclimatement *définitif* des pays chauds, que celui qui s'approche de la *pléthore sanguine* s'y montre réfractaire dans les *premiers temps*. En effet, le tempérament bilieux ne fait que s'exaspérer sous un ciel ardent; tandis que le sanguin, au contraire, après l'effervescence et les commotions violentes qu'il peut présenter au début, s'appauvrit successivement et finit par s'éteindre. De là, le danger que courent à leur arrivée sous les tropiques les jeunes gens doués d'une riche constitution sanguine; de là aussi celui qui plus tard, menace, d'une manière non moins redoutable, les sujets d'une idiosyncrasie hépatique. Pour ces derniers, le meilleur préservatif que je connaisse, est un

Louis XIV et toute la cour, avec de la casse et du jalap. Cependant, il nous apprend plus bas, que dans cet empire de la dysenterie, du choléra, des maladies du foie, et des plus épouvantables fièvres qui soient au monde, les officiers anglais, qui passent la moitié du temps à boire les vins les plus spiritueux d'Espagne et de Portugal, ne

---

mélange de calomel et d'aloès, dont ils doivent faire usage toutes les fois que, selon l'expression vulgaire, ils se sentent *gênés* par la bile. La tendance ictérique qu'ils présentent alors disparaît comme par enchantement, et le calme le plus parfait ne se fait pas attendre. Que de personnes à qui, par cette précaution, j'ai évité les maladies qu'elles faisaient chaque été; que de femmes chez qui j'ai instantanément dissipé une teinte trop bilieuse !

Ma pensée est que si Jaquemont eut, dans de sages limites, déféré à l'usage des Anglais dans l'Inde, de prendre, de temps à autre, un peu de calomel, la maladie du foie qui chez lui s'est développée à Pouna, alors qu'il fatiguait beaucoup, par des explorations sous un soleil de feu, et par des études opiniâtres, ne fût pas venu arrêter ce savant voyageur dans la brillante carrière qui lui était réservée.

On ne saurait croire combien de préjugés règnent en médecine touchant l'hygiène de la zone torride, citons-en un.

Un médecin d'Europe dit au client qui s'en va habiter les tropiques :

« Gardez-vous bien de suivre le régime incendiaire des Colons; ces hommes se brûlent les entrailles et se calcinent le sang, d'où l'extinction prématurée de leur existence ». C'est là, il faut en convenir, un excellent précepte, si l'on parle des premiers temps du séjour; c'est un conseil de mort et de suicide, si on l'applique à une époque plus reculée, alors que l'Européen s'est acclimaté. En effet, la condition de son existence se retrouve désormais dans l'usage d'un vin généreux et d'aliments d'assez haut gout. Se refuser maintenant à la *pratique locale*, c'est tomber dans la débilité la plus profonde et l'hypocondrie; c'est souvent arriver à la mort par la voie la plus triste et la plus hideuse, quelquefois aussi la plus rapide.

succombent que dans la proportion d'un tiers sur cent.

Quelle conséquence en tirer, si ce n'est que ces aimables gentlemen qui, d'après notre trop regrettable Jacquemont, se croient les êtres les plus brillants de la création, doivent être fréquemment malades, et, presque toujours heureusement traités.

Il est vraiment digne de remarque, que dans les colonies en général, les français se portent mieux que les anglais, et que, cependant, ils y meurent en plus grand nombre (1). La cause, il ne faut pas aller loin la chercher; nos compatriotes enfreignent moins fréquemment et surtout moins grossièrement les lois de l'hygiène, que ne le comportent les habitudes anglaises; mais, le traitement qu'on leur fait subir, trop essentiellement débilitant, et par trop méticuleux, quand il s'agit de moyens *corroboratifs* et *évancuants*, ne leur permet pas de guérir aussi souvent, ni aussi *promptement* que les anglais, dont la manière nous paraît à tort plus brutale qu'héroïque.

Nous voilà un peu loin de notre route, ce sera nous en rapprocher que de faire parler encore une fois notre malheureux Jacquemont.

« Me voici de nouveaux sur mes jambes, ou plu-
« tôt sur mon fauteuil, après avoir été cinq jours
« dans mon lit, très fort entre le ziste et le zeste,

---

(1) Jetez un coup d'œil sur la statistique de l'hôpital de Démérary, page 41.

« d'une attaque violente et soudaine de dysenté-
« rie, venue comme un coup de pistolet et partie
« de même, hier, à la suite d'une terrible quan-
« tité de blue pells, calomel, rhubarbe, opium,
« magnésie, crême de tartre, huile de ricin,
« ipecacuanha, etc., etc., et d'un lavement de
« gomme arabique, qui me paraît avoir tranché
« la question. »

Jacquemont, on le voit bien, ne suit pas l'ordre thérapeutique en énumérant les ingrédients par lesquels il a été traité. On a commencé par l'ipéca à dose vomitive, puis, il a pris l'huile de ricin, et ensuite des pilules d'ipéca, de calomel et d'opium, auxquels médicaments ont succédé la crême de tartre, la magnésie, et enfin la rhubarbe.

Que ressort-il de cet observation? que Jacquemont était sous le coup d'une dysenterie très grave, qui a promptement été *jugulée* par des moyens dont il redoutait l'influence à son arrivée, et que plus tard, sans doute convaincu par ce qu'il avait vu, il n'a pas fait difficulté d'accepter. Pense-t-on maintenant que par la méthode anti-phlogistique on eût obtenu un résultat plus brillant et plus prompt; qu'elle eut, comme ici, dispensé d'une convalescence à marche lente et mal affermie, à rechutes imminentes.

Mais, il faut en finir, car, aller au-delà, sans suivre une ligne plus droite que celle que je me suis tracée, serait fatiguer et peut-être aussi égarer le lecteur. Arrivons donc à quelques propositions qui résument en peu de mots notre opinion, et qui, par la suite, développées d'une manière régulière et didactique, formeront le cadre d'un mémoire plus complet, peut-être d'un traité ex-professo.

PROPOSITIONS.

Première. La dysenterie est une maladie toujours inflammatoire (1), mais susceptible de complications, de nuances et de variétés, plus graves en elles-mêmes, que la phlegmasie proprement dite.

Deuxième. Trois formes principales, en dehors des causes locales et accidentelles qui les produisent, doivent être admises, savoir :

1° La *mucoso-sanguine* ou inflammatoire franche, essentiellement bornée à la muqueuse du gros intestin;

2° La *bilieuse*, c'est-à-dire compliquée d'orgasme, d'irritation, ou même d'inflammation du foie;

---

(1) Selon moi, c'est à tort que les classiques distinguent la dysenterie en *inflammatoire*, *bilieuse* et *séreuse*, s'ils entendent par là que ces deux dernières formes sont étrangères à la phlegmasie. Pas d'inflammation, pas de dysenterie; une *complication*, quelque intense et prédominante qu'elle puisse être, ne saurait voiler pour l'observateur judicieux le génie *primitif* du mal.

3° La *séreuse*, ou celle qu'accompagne une lésion concomittante de l'intestin grêle et souvent aussi de l'estomac ; qu'il y ait altération purement fonctionnelle ou inflammation de la muqueuse.

Troisième. Ces trois formes principales peuvent se compliquer d'une innervation exaltée ou pervertie, dont il faut en thérapeutique tenir un compte essentiel.

Quatrième. La dysenterie doit être envisagée sous un point de vue tout spécial, selon qu'elle est sporadique, épidémique ou endémique. Dans le premier cas, elle est d'ordinaire peu grave et cède facilement aux moyens débilitants. Dans le second, toujours compliquée d'un génie particulier qui modifie sa marche et ses terminaisons, elle met souvent en défaut toute méthode thérapeutique *absolue ;* en adopter une, quelle qu'elle soit, c'est donc donner la mort à un grand nombre de malades. Quand cette maladie est endémique, le problème est encore difficile ; une expérience bien dirigée et exempte de tout esprit de système, conduit à la traiter de la manière la plus convenable, et partant avec assez de succès.

Cinquième. La dysenterie est une maladie moins grave et moins dominante dans les régions extra-tropicales que dans celles placées sous la zone torride. Ici, la gravité n'est point représentée par le *plus* ou le *moins* d'inflammation, mais par des *éléments morbides*, qui prennent naissance ailleurs.

Sixième. La dysenterie mucoso-sanguine ne demande le plus souvent que les anti-phlogistiques aidés de l'opium *extrêmement dilué.*

Septième. La dysenterie à forme hépatique (bilieuse) veut, avec les sangsues *toujours*, avec la saignée *quelquefois*, l'usage et l'emploi *dominant* du calomel; l'ipéca est moins essentiellement indiqué, dans la crainte d'irriter le foie, l'opium peut se donner moins étendu que lorsqu'il n'y a que colite pure et simple.

Huitième. Celle qui a pour caractère, c'est-à-dire pour complication, la forme *séreuse*, exige moins de saignées, peut se passer du calomel, demande l'ipéca, soit en pilules, soit à dose vomitive, ou successivement par ces deux procédés. Ici l'opium est d'un grand secours après le vomissement, ici les rubéfiants doivent être employés avec plus d'énergie et de *promptitude* que dans toute autre forme de la colite.

Neuvième. S'il arrive que pas un des *éléments* indiqués, ou de *complication*, ne domine sensiblement, et que l'altération *fonctionnelle* résiste aux anti-phlogistiques, aidés de l'emploi isolé des principaux médicaments que nous employons, il faut en venir à l'usage des pilules de calomel, d'ipéca et d'opium, *variant* les doses relatives de ces ingrédients, selon les circonstances qui se présentent.

Dixième. Il n'est pas de toute rigueur que la dysenterie passe à l'état chronique pour commencer l'usage des astringents : j'ai indiqué l'opportunité de ce moyen.

Onzième. Quand, dans les colonies, on voit la dysenterie résister aux traitements les mieux combinés, il faut prescrire le retour en Europe; toujours obtenir cette *grâce* pour les soldats et marins que les rigueurs administratives forcent trop souvent à succomber sur les lieux; quand le changement d'air et les joies de la famille leur rendraient quelquefois la santé, même dans les cas en apparence les plus désespérés (1).

Douzième. Pendant tout le cours de la dysenterie la tisane doit être prise *tiède*, modérément édulcorée avec le *sucre blanc*, donnée à *petites doses*. Le régime fondamental pendant l'état aigu doit se composer de crêmes féculentes, données

---

(1) Flattons-nous que l'autorité mettra à profit l'observation importante que nous trouvons ici consignée dans le rapport de M. Cornuel pour l'année 1835, la voici :

« Une observation qu'il est très utile de faire, c'est que le climat de Brest et de la Bretagne ne convient nullement aux convalescents de dysenterie qui sont renvoyés des Antilles. Ils s'y rétablissent lentement et rarement; beaucoup d'entre eux meurent dans les hôpitaux. Un climat plus chaud et plus sec leur serait mieux approprié. C'est vers Toulon, c'est vers la Provence qu'ils devraient être acheminés. Nous consignons ces remarques, espérant qu'elles seront prises en considération, dans l'intérêt et pour la conservation des serviteurs de l'État ».

d'abord à cuillerées *comptées*. Les œufs à la coque, le poisson grillé et le riz crevé viennent ensuite. Attendre pour accorder le *pain*, tarder beaucoup plus encore à prescrire le *gras* sous quelque forme que ce soit. Exiger le *repos* le plus prolongé possible au lit; défendre le *tabac*. Les bains chauds vinaigrés, les frictions sèches et aromatiques, les bains de vapeurs sulfureuses; des vêtements qui protègent autant que possible des intempéries de l'air, et le retour *tardif* au service ou aux occupations du malade, complètent les précautions diététiques et hygiéniques applicables à la dysenterie.

Que de préceptes de thérapeutique et d'hygiène viendraient encore se grouper ici, si j'avais entrepris de faire un traité de la dysenterie! Tel ne pouvait être mon but, il faut avoir vieilli dans la pratique, il faut avoir pendant longues années médité sur un tel sujet pour entreprendre de le traiter à fond, pour oser formuler quelques préceptes ajoutés à ceux qui sont sortis de la plume des plus grands observateurs!

Mon but, je l'ai dit, n'a été que de ramener ou du moins de faire songer à une méthode *variée* et *nuancée* comme les cas différentiels qu'on rencontre au lit de chaque malade; que les eaux, les airs et les lieux, pour parler le langage d'Hippocrate, nous présentent sous tant d'aspects différents!

FIN.

BIBLIOTHEQUE ROYALE
I

TABLE DES MATIÈRES.

FIN DE LA TABLE.

www.ingramcontent.com/pod-product-compliance
Ingram Content Group UK Ltd.
Pitfield, Milton Keynes, MK11 3LW, UK
UKHW012047240726
13965UKWH00003B/1116

9 782013 051637